文成天縱

中醫古籍稀見稿抄本輯刊

ZHONGYI GUJI XIJIAN GAO-CHAOBEN JIKAN

56

李鴻濤 主編

广西师范大学出版社
GUANGXI NORMAL UNIVERSITY PRESS
·桂林·

第五十六册目録

醫門精萃六卷　〔清〕王福照輯録　清抄本……………………………………………一

醫門精萃六卷

〔清〕王福照輯録
清抄本

醫門精萃六卷

本書爲中醫名家醫案合集。王福照，字芹之，生平不詳。本書卷一、二爲徐召思先生方案、徐澹安太老師方案、曹樂山先生方案、平舟太老夫子方案，卷三、四爲葉天士先生方案，卷五爲馬元儀先生方案雜症，卷六爲靈蘭秘室雜記。全書收集名家臨證脉案，取材廣泛，資料豐富，尤其是徐召思先生方案以前未見著録，值得重視和研究。

医门精粹

徐名思先生方藥

腫脹

鄒 衰年中陽式微土不制水水道不利則成腫脹理應開太陽然陽虛之體未便與服溫陽制水庶合病机真武湯北方之藥坐鎮水患有補益之功用之庶不和

熟附子 炮乾姜 茯苓 生於朮 生白芍

又 老年陽虛水腫鬱因運水水溢肌膚日漸脹滿察其病机責在太少陰陽頃議附溫通宣息服水反濟生腎氣丸

生於朮 豬苓 炮附子 上肉桂去粗皮研細冲入 澤瀉 茯苓 臨卧煎服

濕

陸
湯徵濕盛之作咳嗽而熱熱之逾一候矣舌白易汗二便淡脈浮緩而肢
涼衛虛不與營諧中虛易以勝濕和衛調營培中逐濕不可遲矣
桂枝木 白朮 茯 秫米 歸身 新會皮 冬
又濕盛易傷微之蓋不能逐濕之家欲汗濕家忌汗雖有表熱熱不可卒解和易
逐濕於斯病邪宜六君子湯去參加乾姜
姚中寒濕盛之生瘦之俱戀氣在肢麻痺脈浮濡恐年逾四八之數陽將脫矣
漸露煥中之機扶土以化痰濕一定之法也
六君子湯人參易党參 加石決 鉤鉤 竹瀝 姜汁

程　酒湿困中，中陽式微，病久益虛其氣，而在暑滑泄，蓮逆之中，病久益劇喘促，色奪脈微，附脈虛其氣脫

人參　於朮　杞棠　五味　苓　鮮蓮子　中松子　[illegible]

祝　嗜飲中虛，虛濕遏遏，困脾陽，但能司納不主消導，參苓雖云中虛，亦有不

燕下虛者，腎為胃關，中此論也。然宗火生土之法，不可廢矣。

人參　朮　菟於朮　五　菟絲子　一錢　製附子　四　淡乾薑　一錢　苓　一錢　白芍　炙草

吐

朱

平素嗜酒傷中中陽受困久矣中土既困肝木遂機乘尅陡然脘腹膈痛嘔泛胃汁拒

飲粥粒絕粒飲着口吐矣中土因此益憊旋起呃忒脈只自汗夜湧益劇脫機已露

扶中抑木猶恐不及辛香破氣斷不可施矣

人參 於朮 炙草 丁香 澄茄 炮姜 白芍 柿蒂

疸

余濕熱蒸發疸例度未陽明鬱蒸太過當与仲景茵陳蒿湯合平胃散為的

加甘草以緩之方

人參　於朮　杞子　山梔　茯苓　鮮蓮子

茵陳　製大黃　生甘草

脉居素積濕化痰，冬令年正氣內虧，屢不勝痰之象，膠固肝氣乘脾，液動物痰

崇寢閉絡，徒然壅厥，逆時旋覺，刻診脉弦數，胸脘痞悶，肢絡掣痛，肝風

雖愈，痰氣猶逆，勢恐復厥，急當鎮納逆氣，滌痰熄風，旋覆代赭湯

主之

旋覆花 代赭石 梅 人參 半夏 鈎鈎 橘紅 竹瀝 姜汁

吳，久不更衣，腹堅脹而赤，唇舌俱紅，脉獨數，少腹拒按而痛，不獨大腸

燥結，小腸火腑亦閉，與調胃承氣湯以蕩熱，緩攻可也

調胃承氣湯原方

趙，冬令年中土衰，脾氣不升，而又胸胃氣不降，而又逆，司納消導久已

失職所以不納穀便溏法培中固宜當兼甘緩理虛合金匱之旨

金匱麥門冬湯原方

是坎離失交以致包雷不潛不寐寐則夢泄胃納胃開所以胃納以果時為

嗜暑眠味非緩

人參 棗仁 龍齒生 牡蠣煅 神 遠志肉甘草水制 辰砂 麥冬 鮮蓮子肉

炎暑風痰食濕流入少陽陽明之絡上行風地徹胸下流膀胱實之間脉弦滑數

右旺于左延綿兩月有餘風性數变熱濕當要想風除濕清熱滌痰一定之理

羚 石決 石羔 白蒺 桑枝 阿膠 麥冬 防己 鉤鉤 橘絡 絲瓜

脾脾濕熱內蘊三焦氣機失運水道不通分溢于肌膚由浮腹脹腹腫是以

水腫以五皮飲四苓散合方　四皮飲四苓散合方

馬勞形傷肺之陰極熱更嗽失血氣燥陰液之熱甚以制火之燥蒸金如款
冬花將至月矣議生注水以制火一定之理然正常生降而治也

沙參　麥冬　白花百合　白燕窩　川貝　蛤売　糯米　阿膠　玉竹

是　奴疑致恐動心陽而傷腎自覺惡皮暗生若不可言傳苦難抱自怡而
保其元氣以丸藥調之　八仙長壽丸

又　中氣極虛遲叔頻遲來遲噯噯脈來厥之而動已見代結之機也然參是
而卻痫如之何

黨參　於朮　粳米　文　代赭石　南棗　麥冬　炙草　旋覆花

金水虧無以涵木肝陽上升太過化風生痰涸擾莫制之椎痛引於巔頂眩暈
痰延右肢痰阻經絡中之機關也
熟地 姜汁炒 於术 炙草 夏 橘紅 石決 鈎鈎 生白芍 鮮竹瀝
徐 血虛生風挾痰之絡右肢麻木頭軟無力養血宣絡除痰熄風投之再變
首烏 歸鬚 阿膠 白蒺 桑枝 絲絡 生白芍 枸杞子 鈎鈎 橘紅
陳 病起勞倦勞形傷金為嗽嗽久傷肺金不生水水不制火火更爍金金水
不相生生化之源日竭遂致邪熱於肺嗽痰色㿠脈細數息日漸陽升子夜饒雜
見症都是虛怯根源最恐癸水不行損及衝脈咯不可為矣如斯光景責在衝
脈保金滋水常主調衝血濟則乃吉不濟亦莫如之何

熟地 當归 麦冬 蛤壳 山藥 燕窩去毛絹包 百合 糯米 炙草 湖藕

姚 男子五八陽氣始衰，左肢麻木，心悸少慧，脉微，此乃類中之机也，河間法主之。

熟地 石決 山萸肉 懷膝 归 戟肉甘草水炒 廣皮 苓 菖 川斛 製附子 懷藥 杜仲 杞子 菟絲 炙草

朱 老年中陽式微，濕痰流絡，偶然左邊肢麻，越初起氣痰既流絡，筋脉阻故也。

瓦楞 鈎藤 桑椹子 絲瓜絡 天冬 北沙参 黑芝麻 鮮竹瀝 姜汁

朱 高年脾胃虛憊，火衰納穀，脉虛微，神困頓，衰之象見乎此矣。

麦冬 沙参 天冬 炙草 粳米 南棗

占 濕熱內蒸，目黃腹黃，胃黃，穀疸之机也。

茵陳四苓散加大腹皮 通草 米仁

陳 嗽久傷肺氣氣傷肺中遲延欲先中遲必先止嗽止嗽必兼滋燮

玉竹 桑葉 蛤殼 粳米 苍 貝 橘红 甜杏

程 初因悒鬱傷肝肝陽上升爍肺肺遂作咳若久傷陰當与甘醎滋降

但稀藥頻致進情怫木未可再施宜情懷悅味庶可合竅

糯米 百合 阿膠 麦冬 蛤殼 雲神 沙参

謝 少陽風火上行擾竅耳聾痛脈數且浮寒熱又作風性不善行挪且

善变風為陽邪陽邪中上宜輕揚之

桑葉 薄荷 桔 甘草 杷 白蒺 蔓荊 翹

吴 中氣氣極虛四肢逆冷氣衛營離而又汗散之脈極微右脈動搖厥厥如豆之属

肺液散之象，若增喘促者脫竭之候

人參 杞木 麥冬 炙草 赭石 文 乾薑 五味

由肝風震動挾痰閉竅蒙神，昏厥瘛瘲，六脈沉伏，閉厥六時不醒，病勢至危，急當開竅熄風滌痰爲治，神犀丹灌醒

羚羊 石決 鈎鈎 竹瀝 穭豆衣 茯神 橘紅 川貝 煨天麻 荸薺汁

兄陰分不足，痰火上升，蒙竅耳鳴失聰，欬痰粘膩，脈滑數，宜平甘滋降泄熱滌痰

大生地 阿膠 石決明 煨天麻 鈎藤 白蒺藜 麥冬 竹瀝 橘紅 川貝

童沖齡元氣未足，厥陰氣沖犯胃，吐嘔脘痛，痛引少腹，面青額汗，肢冷，六脈

金伏肝木肆橫已極無氣乘離脈從不帶深閉厥脫急與安胃丸三之勻三次人參四分煎湯送之咽下

吳　高年肝厥大虧肝風夾痰升擾太過眩暈肢麻偏左左脈獨弦獨大總由陰不制陽生風助痰肝術用滋熄風痰　痰亦不可緩

大熟地　杞子　阿膠　牡蠣　煨天麻　鉤藤　神　橘紅　白芍　瀝

徐　童真厥氣逆發擾胃真陰不充脘痛嘔噦妨食脈弦已左乘脾便溏兒與逍遙散肝脾兩和之　逍遙散　加半夏　陳皮

王　秋金燥邪侵迫晡瘧熱不寒舌紅脈數少陽陽明兼病甘涼清化為宜

大竹葉　花粉　蒿　丹皮　冬　橘白　知母　川貝　翹　霍斛

唐 血虛血熱經前期而痛宜和衛脈
生地炭 炙草 阿膠 小薊炭 小白芍 杜仲 芩 當歸身 調入絲棉灰

徐 陰虧濕熱下注溲後淋濁舌紅苔黄脈數刻值秋燥氣侵迫之時
宜滋宜清
細生地 天冬 川柏 知母 川萆薢 苓 龜版 丹皮 橘白

朱 中營血虧不足易嘈脘痛久失營養近又吸血補怡平宜柔劑
淮小麥 神 炙草 懷藥 句衣 麥冬 阿膠 北沙參 生白芍

姚 病降前幾希數中瘧後服藥數步二年來後燕徒視物如双瞳神
光散 生水兩虧 污黄後中

熟地　杞子　天冬　阿膠　白芍　川貝　牡蠣　穞豆衣　雲神

吳　鬢髮之年感風溫而致嗽痰多泌肺已不耐施肺絡化痰為穩

蘇子　杏仁　橘紅　雲苓　麥冬　玉竹

王　少陰真水久虧虛火上爍肺金咳嗆咽痛失音脈細數急啞勞之基

議用豬膚湯

豬膚一斤煎化濾入煉熟白蜜　緩緩飲之

王　稚齡久瘧入冬不瘥形羸色萎便常溏泄食減脈微瘧勞之漸也

劉枳朮　烏梅肉　苓　吳萸　鬱金　廣木香　雞金　使君子仁

唐　八脈為病帶下淋漓宜攝宜固

炒枯熟地　黑穞豆　炒归身　吳萸　炙黄　牡蠣　炒杞子　神　杜仲　山药　白芍

程　濕痰阻閉脾陽々不运肢々麻舌膩脘腹脹滿當以和陽運濕除痰

於朮　吳萸　益智仁　苓　归身黑　半夏　陈々

鄭　風傷衛欬嗽脇脬背疼因邪而衛不和護其心与桂支解肌

桂枝木　橘紅　夏　桔　桑皮　生艸　枇杷葉　白杏仁

徐　風寒濕三氣流入陽明脇絡右膝引踝痠疼擬四斤金剛合法

大熟地　杞子　川萆薢　伐木瓜　虎脛骨　懷牛膝　杜仲　苓　狗脊

萬　久嗽寒痰曾經失血諸端超脈細花數肺陰極虧標屬水不制火々爍金勞損一途其能免乎

大生地 沙参 白花百合 川贝母 白燕窝 清阿胶 麦冬 鲜荷藕

马 风温营阴伤后之体，肩臂掣痛，手指麻木，痛久营络失养，且与和营宣络

归须 柏仁 白蒺 钩藤 丝瓜络 生於术 生苡 嫩桑支 参 橘白

六 嗽脘痛便溏，责在脾肺，脾用药不合济，胳不符，且与和平柔味调中，助中土以生金

建莲子 炒山药 白芍 炒党参 白花百合 白扁豆 杜芡实 炙草 麦冬 茯神

郑 肺火上浮，血痰赤凝，肺主皮毛，阳聚于血故也

芦根 生草 冬瓜子 骨皮 霍斛 橘白 丹皮

六 常斋 胃虚，生睡日少，神困盗汗，脉微，且与甘药理虚

麦冬 天冬 参 炙草 白芍 淮麦 沙麦 南枣

葛肝腎陰虧濕損脾胃中虛先天真氣已傷惟賴後天生旺今已衰矣急

切難復栽培中宮尤為着緊

党參　於朮　熟地　麥冬　白扁豆　生牡蠣　炒白芍　橘白　建蓮肉

六脉勞傷陽亢肝燥並子夜作嗽寤不着枕脉虛浮何与甘緩鹹降

北沙參　生甘草　白扁豆　生蛤殼　川貝　橘紅炙　麥冬　百合　糯米

肩虛損兼之勞傷腹痛脇板脉弦細當從營分逆邪

柴胡炒　白芍　廣陳皮　麥仁　歸炒　炙草　參　文　地骨皮露

朱腸風下血去營衛血絡失養脘痛便泄擬宣絡劑兼潤燥一法

阿膠　白蒺　歸鬚　柏仁　川楝　製香附　麻仁　新會皮　鈎勾　生白芍

汔 憂鬱傷肝思慮傷脾木旺土衰乘尅太過中氣失運食倉痛劇入微處脉弦、細小緩動數若是肝脾不於和剛柔不於濟抑木扶土必理中加桂苓入以己發甘庶幾近之

苓 於术 炮乾姜 生白芍 炙艸 肉桂

朱 血海空虛衝任失養病特成瘕且溫虛奇經

鹿角霜 龜版膠 神 熟地 枸杞 杜仲 紫英 白芍 小茴 归身 蠏 蓮肉

殷 病起瘧〻來溫嘔惡熱並在少陽涉及陽明當和解

柴胡 芩 陳 文 只壳 葛根 苓 白蔻仁

李 肺氣久虛寒濕侵肺則欬因從虛受痰邪當扶土以生金〻固可以禦邪矣〻

沙參 麥冬 苓 川貝 杏 橘紅 南棗 粳米

古稀齡脾弱氣食不運（胸中）失司健運中氣非易

炒於朮 炙甘草 廣皮 山藥 建蓮肉 神曲 扁豆 苓 鮮荷葉

退暑濕引動疝濕濕鬱化火治以甫黃散而舌已絳泛惡怔懷便澀脈濡腹

痛先兩清表裏

香薷 川連 竹葉 花粉 滑石 陳皮 藿梗 荷葉 苓

朱 酒客濕熱傷中中陽失運納穀嘔吐泛逆延痰脅脇作痛漸成關熱傷

仲景甘藥理中之意

麥冬 炙 南棗 炮薑渣 沙參 粳米 橘紅 沖松子漿

朱 便血後發腹脹脹大便溏頻不一右關脈爽中宮式微歸脾意

黨參 生地炭 歸身 炒白芍 神 棗仁 製於朮 炙草 煨木香 調入藕節炭

汪 居素勞倦傷中暑濕乘虛直走太陰脾陽為濕困發於足太陰脾瘧惝日冬戰身熱脘腹疼痛嘔惡舌白苔垢不渴不飲脈極濡濇瘧邪雖在太陰然而間日一至地猶薰炙陽氣若燈若纏綿不已中土益虛恐致厥木萌動勢必傳走厥陰之際逍遙散一方仲景又為理脾之用即仿此法消息病机

逍遙散 去朮 加 廣木香 新會皮 炒白芍 砂仁

況形消脈微神倦妨飲人之吾生全賴飲食精華元養脾胃之輸精灌溉洪後而欲求元神旺豈可得乎

人参 麦冬 北秫米 棗仁（川連泡湯） 女貞 焦曲 石决 鮮蓮子

邵 入暮咽乾脉細數乾咳音嘶陰虛火炎金傷之常現也此臟病當滋養一定之理

沙参 麦冬 生雞子黄 糯稻鬚 生蛤殼 杷葉 甘草 桔梗 紅棗

曹 夢泄經年曾填補固之劑不應脉細數舌苔黄膩小便短赤此下有濕熱宜進猪肚丸

猪肚丸

戚 陰火內熾午後潮熱舌絳無剝咽痛症不寐睡色奪脉數虛勞昭著矣

大生地 女貞 穭豆衣 石决 麦冬 阿膠 生雞子白 糯稻根鬚

程 天癸初至之年血氣未定心陽暗吸腎陰以致坎離失交夢泄頻頻色不華

脈微數延綿，歲真陰日耗，壯水制火，水火既濟乃痊

熟地　洋參　麥冬　金櫻子　青龍骨　山藥　遠志　炙草　天冬　生地　蠏

李　嘔微有痰，咽似梗塞，延綿半載，脈胃氣恒失降，上焦胸膈不舒，從未服藥，姑與和胃宣降

淡乾姜　文　冬朮　枳殼　川連　蔻　橘紅

馬　七十年中虛，胃不降，脾不升，納穀䐜脹，嘔吐不納，目眩暈嘈雜，理中主之，溫膽加味佐之

製於朮　生白芍　茯　新會　神　吳茱　淡乾姜　製半夏　杏仁

朱　尿血因莖痛，經年日晡溺澀痛，溢久病下陰雖虧，究屬小腸火腑不通，補瀉諸藥兼

投莫應，始服滋腎丸　滋腎丸

莊　悲哀抑鬱傷及肺肝，左升右降互失司權，於食暮吐，噎膈已成，病屬情性，理之不

另照擬人參枇杷葉散並覽麥门冬湯二方合用以觀其机

人參 麦冬 粳米 杷葉 柿餅 松子仁 半夏 橘红

陳 腎水不涵肝木木火化風風痫常作痫疾也然木有何藏哉於恐心收攝

木性似死反能收是庶幾近之矣庸圖收羅畜以俟消惘更善

大熟地 山药 蟾 麦冬 神 山萸肉 韭菜包 五味子

陸 肺陰內虧肺絡斷續趨吸痰盡紅已值燥令滋陰清潤為宜

生地 川貝 玉竹 白糯米 生蛤殼 蘆根 冬瓜子 麦冬 鮮藕

徐 肺虚久嗽燥氣侵之清補兩施宜進錢仲陽法

補肺阿膠散原方

王　木乘土位，犯胃則嘔泛清涎，犯脾則脘痛，此當扶培土制水，吳萸理中湯主之，建中湯佐之

吳萸　炙草　淡乾薑　生白芍　桂枝木　炒於朮　飴糖

黃　寒露節令，燥氣主之，侵乎肺，肺逆作嗽，嗽之變不爽，表微熱，脈細數，氣苦溫，不治辛涼，治以甘涼清化為穩

霜桑葉　枇杷葉　石斛　川貝　杏仁　麥冬　生草

祝　嗜酒中虛，生以遲濕，濕困脾陽，但能司納，不主消導之令，雖云中虛，未可不兼下虛，蓋腎為胃關，即此論也，崇火生土之法不可遲矣

人參〡　蒸於朮〤　菟絲子〢半　製附子〦　淡乾薑〨　茯苓〣　白芍〦　炙草〤

畢　熱邪引動痰飲飲邪宜溫熱邪宜涼二者不可兼治降氣除痰爲最穩与三子養親湯

三子養親湯原方

程　濕熱阻閉腑陽腹膨溲短鼓脹之漸也

小溫中丸　焦白朮　炒廣皮　煎湯代水

盛　伏邪瘧發既伏邪瘧深遠發于半表間日而作疲弱渴眠不思納穀

柴胡湯溫膽湯之方合用和瘧化痰之正法也

柴胡　參　溫膽湯

陸　伏金爍邪侵肺閉肺氣而欬不爽傷肺陰而又失血欬嗆之因起于去秋

胎前產後之際陰先虛而可知清降滋潤並施爲之正救尚与滋膩延纏所宜也

玉竹　川貝　冬瓜子　叭杏仁　蛤殼　枇杷葉　蘆根　鮮藕

陸　咳嗆獨未止，邪陽獨熾，肺金乏靜，以燥降之

熟地　阿膠　蛤蚧　雞子黃　女貞　石斛　麥冬　沙參　參三七　懷牛膝

洪　久瘧漸纏，作于日晡，舌紅苔黃，脈數，嗌乾口苦，煩助伏邪與濕邀于肺胃陽明。瘧之於解少陽，與此瘧不合，甘寒清化陽明，擬仲聖法

大竹葉三　生石膏五　洋參一　麥冬一　半夏一　粳米三　生草八　生姜二片　東棗二枚

戚　瘧後胃不醒，脈濡，舌白，口泛苦，胆熱也；膺脘悶，胃濕也；嗜甘味，中虛也。人參溫胆湯最宜，變制用之

洋參　於朮　半夏　橘紅　炙草　茯苓　吳萸　煨益智

徐　肺腎兩虛，失血咳嗽之症，半載來不斷，火爍金喪，年以之能許宜也

水製熟地　川斛　山藥　燕窩　百合　糯米　生蛤殼　麥冬

徐右　老年失血，陰竭火旺，最恐妄行而致胃虛于下而血于上，與玉女煎加生牡蠣

李　衝血不行而崩，中崩以而漏，氏久崩久漏宜固，暴崩暴漏宜溫之，養衝脈，仿古法

蒲黃炒阿膠　歸身炭　蘄艾　枸杞　川續斷　吳茱　熟地　烏鰂　杜仲　調入陳棕灰

伏邪起于秋分之後，至霜降前猶未已，肘當秋抄極燥之令，氣收斂，益錮伏邪，衍

清陽不升，濁邪阻結，許以前法稍而以重聽濡散，猶能舍升清泄濁之方

他方李本迎法不可遲矣

清暑益氣湯全方　人參易黨參

伏邪傷肺失血咳嗽肺陰虛矣肺陰既虛則金不生水腎又虛矣水不制火火升
爍則咳益劇肺腎虛劇資生失權液化爲痰痰即爲病之累也與金水六君煎

金水六君煎方

久嗽肺陰素虧近感新涼發熱熱迫營絡又致咯病防怯病必氣營並清之

玉竹 川貝 冬瓜子 連翹 鮮霍斛 杏仁 芦根 淅藕

肝氣走脇脹絡脘痛貫膈徹脇當宣肝絡主用金匱法

三物旋覆花湯 歸須 鉤鉤 新絳 制沉香冲 研韭汁一小匙

暑引伏邪之火傷營分致瘧瘧之甫越時值深秋必當提之出表以防久瘧

鱉血柴 秦艽（姜汁炒） 鱉甲 知母 夏 茯苓 甘草 參 生姜 大棗

虛風擾胎皆屬于木之旺陰虛而得之者

生地 麥冬 阿膠 白芍 神 棗仁 石決 女貞 穭豆衣

又
木旺木虛犯胃脘嘔乘脾便溏

淡吳萸下 炙艸 白芍 廣皮 苓 益智下 炮姜炭下 土炒於术

嗽勞淹延殺截精氣神暗損暗耗元海之根柢消息脅見證都是末傳先天已虧可挽只可扶持以冀帶病延年樹根草皮胜之效矣安能回虧何以之生氣血肉有情庶能合人身之生化氣機措置一方投之

人參 阿膠 燕窩 川斛 牡蠣 臺參 芡實 百合 山藥 坎炁

又
除人參 阿膠 加 麥冬 建蓮 熟地炭

溼瘟熱伏肺胃氣不主降咳痰粘膩脹悶消散則金燥虛重傷
杷葉 竹茹 半夏 橘紅 苓 甘草 川貝 麥仁
曾燥邪侵肺引動痰飲致痰不爽脈細弱數甘涼潤之微苦降之
玉竹 麥冬 沙參 川貝 糯米 百合 蘆根 杷葉
病後胃氣未旺資生尚薄未能勝復無元復元金賴穀氣之權宜以甘味緩之和之
合古人以胃氣爲本之論與金匱法
金匱麥冬湯 人參易沙參 加茯神
失血以後嗽嗽久傷肺肺金不生腎水水泛爲痰痰壅更嗽保金生水兼佐崇土木能
奏效鹹味介類召情或甚合穀 北沙參 燕窩 川貝 糯米 牡蠣 白花百合

主金水不生之證也瘦固虛損敗精竭水而欲養殊難矣暑薯枝守情思味再添入

此乃保上之品將金水全證

熟地 萸肉 百合 糯米 牡蠣 麥冬 五味 淡菜

如年二氣交虧陰不涵陽陽無所附暗覺燥熱致目眩仍陰虛陽亢之機

也用填補以潛虛陽一定之理

炒熟地 淡天冬 龜版 蠣 神 山藥 萸肉 阿膠 芡實

少陽火升耳失聰

石決 丹皮 鉤藤 桑葉 穭豆衣 石斛 蔓荊子

勞力內傷曾見失血且帶泄脈數陽升青年非所宜者

大補陰丸原方

久嗽虛損肺陽并潮熱

沙參 玉竹 糯米 叭杏 訶石 麥冬 百合 川貝 鵝肉 蓮子

今年中氣久虛運化失司致入晚腹脹致消瘦嘈雜盜汗不寐脈微便溏補中氣須益營血歸脾湯主之 歸脾湯去遠志 加炮薑 白芍

經阻兩月脈滑搏且和氣血以保之

於朮 吳萸 歸身 白芍 阿膠 杜仲 陽砂 淡子芩 白苧 參

肝木乘脾又尅腎腹鳴而或脹或痛晨泄側尺脈微病兼足三陰纏綿久矣兼劑丟功緩調須宜四神丸足三陰之陽藥入性溫而緩于斯却妥

四神丸 每服厶 焦鍋巴湯送下

沖齡元虛未充，去冬便血久延，營血大虧，交春木令，生化之源不復，氣營失諧，絡脈失調，右脇掣痛，陰分痛劇，脈細神虛，許越不寐，纏綿恐其暗損而刂。通營絡，氣血一定之不移，然必主以扶氣生血，擬人參旋覆花湯，应手乃幸。

人參 覆花 蔥管 新絳 歸鬚 川斷

又

營血久虧，營絡掣痛，和絡不顧固陰，調陰必兼扶氣，前方却合，佐以甘緩。

前方除川斷，加淮麥 丹參 卅

肝木氣平之後，宜補水以生陰

熟地 淮麥 蟾 神 穭豆衣 炙卅 何眼 山藥 橘白 麥冬

血不涵筋養絡内風暗動腿膝拘攣當防厥少

熟地　杜仲　牛膝　宣木瓜　杞子　川斷　桑椹子　归身

厥陰氣滯乳房結核隨氣消長病作虚寔之以之肝鬱乳癖之漸怡情暢懷是以要旨

夏枯　白芍　蟹殼　鈎勾　丹皮　香附　青皮　土貝母

久嗽延至秋冬去夏益經燥火風熱初病也是風氣肺之失清肅熱既入陰液（傷及肺）

滋清方授之矣茲又咽鎖音嘶矣付金隱意擬方以備採擇

甘百合　象貝　知母　雞子清

年十三而天癸至弛常之責之血虛血虛經雖通行少腹恒痛患涉衝脈衝為

血海空虛而衝任者以充補血以益血海
真元飲 加杞子 白芍 阿膠 香附
厥陰氣逆流於少腹掣痛血月失調病邪在經府藥味宜乎辛溫
三物旋覆花湯 加歸鬚 柏子 鈎鈎
年逾五七衝脈始衰經停四十日兩尺虛微營血不能會聚衝脈雖過經停不可通也通
必有淋淋漓漓之虞溫養衝脈方是至理
八珍湯 去參 川芎 加杞子 阿膠 丹參 杜仲 川斷
肺胃陰傷咳嗽痰黃紅童年咳不宜甚不可以服藥以斷生氣常飲三仙粥滋生肺
胃 糯米 白花百合 鮮湖藕

金空則鳴，金實則無聲，音嘶肺實也。經年不痊，肺陰餒，虚肺氣仍實之病，因滲
纏考与紫菀湯法
紫菀 貝母 沙參 知母 阿膠 冬冬 杏
衝虚脾失健，痛經久矣，娟且又至，崇少腹恒痛，經月脈虚細左弦，的是血海之
虚，虚在先天，室女而有此，恐非所宜之兆，早圖治，須防瘵疾
理陰煎加紫石英 丹參 白芍 查炭 廣皮 淡藕
脾腎两虚足徵，陰與交陰分不調，救澀已舒，繼仿繆仲淳法
熟地 炮姜 沙蒺藜 萸肉 補骨脂 菟絲 山藥 五味 炙 煨肉果
久嗽作瘧，瘧止而復作嗽，似不愈，舌紅脈數，陰虚少陽兼證，時當初冬，天氣燥烝，辛涼清潤宜之

桑葉 丹皮 川貝 橘紅 杏仁 茯苓 芦根

肺腎兩虛咳嗽腰脇痛走竄收掣宜求金治之

熟地 杜仲 補骨脂 麦冬 山藥 橘紅 牛膝鹽炒 五味炙 神 胡桃肉

中脘攣痛延半載脈細弦欲嘔飲數病机一似金匱所謂之肝著見

屬肝經氣鬱向致也竟與金匱旋覆花湯加味經絡之治為宜

旋覆花湯加歸鬚 鉤藤 瓜蔞子 橘紅

冬溫伏于陽明肺胃蘊熱脈數舌不返苔邊經二旬邪猶未退伏溫

化火火熾于內不可溫散甘涼清化宜之

芦根 杏 翹 青皮 橘紅 冬瓜子 桔 川貝 枇杷葉

又

肺胃風熱痰咳，宜甘涼清化

玉竹　川貝　桑根　橘紅　蛤殼　杏仁　桔梗

風傷衛，惡風惡寒，風入犯發熱，骨節煩疼，先當和表

當歸桂枝湯　加　橘半　苓　麥仁

久咳肺氣窒閉，痰奴氣塞，先飲三子養親湯

三子養親湯原方

真水不足，虛陽上升，爍肺為咳，咳痰稠粘，脈細而浮，色晄，此金不生水，水不制火，火益爍金，金水仝治一定之理

阿膠　糯米　麥冬　百合　山藥　蛤殼　蓮肉　芡實

肝木乘中致脾入脘脘痛此則理中加桂主之

加桂理中湯 加白芍去參

濕熱傷脾脾虛自利由秋入冬脾已傳腎泄瀉更甚溫中下理中四神法主之

理中湯合四神丸去參 加白芍

久嗽曾失血初由受感嗽劇傷陰音嘶脈數童體陽有餘而陰不足因循因循恐成童癆

糯米 燕窩 白花百合 豬膚

痢久中虛濕熱木乘由秋至冬而止依然腹痛以在秋中泄瀉必主肝法若行因循恐延休息

清暑益氣湯 去四味 人參 加白芍 黨參

風氣客於絡患處肢麻

桂支 归身 杞子 白芍 鈎藤 茯苓 廣皮 炙艸

風溫侵肺發熱欬嗆

蘇梗 杏 卜子 文 玫 吉 橘紅 枳殼

風溫侵肺痰氣壅塞

四子飲 加 吉梗 川貝 甘艸

風溫似瘧陽明之邪轉入少陽也

桑葉 翹 桑皮 蘇梗 丹皮 豆卷 吉更

風温衣衛遍發風疹身熱脉浮邪未透也當以疏透

柴胡 蒡 荆 杏 赤芍 翹 吉 蟬衣 生草 白茅根

春温化火熱迫大腸腹痛泄瀉兼紅先當升陽以清化氣

煨葛 芩 白芍 炙草 焦神曲 廣皮 查炭 白茯苓

風温五日身熱身揚已汗不解猶在形氣咽喉腫痛欬嗽欬瘦脉細浮數風温閉伏肺胃病形全在上焦必當解邊經表若一經化火陰虧之質慮其不耐蒸灼此以去邪為務

蒡 桔 杏 土貝 勃 薄荷 翹 甘草 杷叶

據述病情表解餘火逗留肺胃此宜清之

芦根 冬瓜子 川貝 桔 杏仁 生苡 枇杷叶 藕汁

風温既傷陰之後，陰虛內蒸，蒸似咳感，脈須柔陰滋化，是爭請表之

生地 沙參 麦冬 玉竹 糯米 橘白 石決 川斛 骨皮 藕

高年元虛，所侵風温之力逆，逆肺胃陰液，劫灼殆盡，以致脾升胃降之氣不

竭絕，穀氣將旬日矣，昏癡若寐，且冷汗氣促，六脈離根，此虛脫之最著。夫人身

生氣全賴穀飲精華輸布，流絕納生化源，況日渴譫語，繼益所養，恍似燈燼忽

暗忽明，識所記々，陽在山之象，豈草木之所能療者，無責一方，聊盡人謀而已

人參 竹瀝 扁豆皮 蛤殼 麦冬 神 穀芽 頭

風温流入少陽，々脈絡左脅間掣痛，舌苔鋪白，胃納不爽，脈細弦濡，防成瘧

羚角 桑枝 桂木 橘紅 鈎藤 归須 白蒺 茯苓 懷牛膝

風温餘後發瘖疹疹後腸胃走腑腹痛且在經絡與逍遥去朮去紅附經絡

柴胡 归芍 炙艸 查肉 廣皮 荆芥 蟬衣 吉更

風温作嗽旬餘日矣乾欬無痰舌紅脉數肺熱化火清之解之

生枇杷葉 川貝 杏仁 吉更 橘紅 玉竹 桑皮

風温閉肺咽燥鼻窒口乾辛涼解之

蒡 翘 吉 象貝 杏 只壳 甘

風温發熱三日未過先當解表

桑葉 翘 吉 廣皮 豉 杏 只壳 甘艸

風溫侵肺身熱咳嗽先當解邪以防變喘
前胡 蒡 荊 吉 薄荷 翹 杏仁
風溫夾熱身熱腹痛
桑葉 只殼 查炭 前胡 吉 廣皮 卜子 生草 翹 蒡
風溫之邪肺氣膹鬱辛微甘苦以誠降之
伏花 橘紅 川貝 大麥仁 只殼 冬 鈎藤 桑 杷葉
風溫發熱首日咽痛咳嗽舌紅苔黃脈數風已化火且清達之
芦根 杏仁 只殼 豆卷 川貝 杷葉 桑 吉 花粉
風溫在肺發熱咳嗽無汗表猶當過雖過一熱仍從表說

前胡　連喬　桔梗　橘紅　杏皮　只壳　麦仁

溫邪一候，仍在陽明，蒸熱舌紅苔黃，辛涼解之，甘涼化之

蘆根　花粉　川貝　菊　桑葉　翹　豆卷　只壳　廣皮

溫邪將旬日，表已汗，液裏已化火，發熱初嗽，舌紅，速解陽明，當仿西昌法

桑葉　石羔　川貝　杷葉　杏仁　甘艸　吉更　橘紅

陽明溫邪，蒸熱，脅[膺]悶嘔噁，溫膽和之

溫膽湯原方

風溫侵肺，頓嗽頻劇

蘆根　杏　橘紅　桑皮　冬瓜子　川貝　桔艸

又

邪未盡而復受風收不戢而又發熱矣

羚角 翹 只殼 豉 桑葉 杏 廣皮

溫邪夾濕寒熱證來乃少陽傳陽明

桑葉 梔 豉 廣皮 翹 麥仁 苓 丹皮 交

風濕發熱頭痛脉浮邪在表也先汗之

豉 桔梗 翹 橘紅 交 麥芽 葱白頭 只殼

風濕一證發熱頭痛舌紅苔黃且譫識之

羚 翹 只殼 桑葉 豉 杏 廣皮

又少陽陽明風溫發熱似瘧舌淡脉濡數即是風溫不可作正瘧也

桑葉　杏　川貝　吉更　翹　蒿　杷葉　豆卷　只殼　橘紅

熱溫似瘧，間日而作，舌白脈浮弦數，陽明溫邪徑走少陽，所以似瘧是實

熱溫非正瘧也

桑葉　蒿　只殼　文　麥仁　稜　橘紅　翹　茯苓

風溫傷衛，由腠文熱，而月矣，熱傷陽明肺胃，咳痰發熱，而兼咳紅，當從陽明表裏兼透之

桑葉　翹　杷葉　杏　川貝　藕　橘紅　杏　桔　玉竹　蘆根

外感風溫，癮疹偏發，宜平疏達，七日乃愈

蒡　只殼　杏　生草　翹　赤芍　吉　蟬衣　荊

安胰寒風瘾疹遍發現在經行當從營分透達

薄荷梗　連翹　荆芥　只殼　赤芍　歸身　牛蒡　蟬衣　桔梗

陽明齒痛風溫所感

葛根　荆芥　連翹　桔梗　牛蒡　青皮　生草　赤芍　鈎勾

風溫上蒙清空之竅患為化閉當從上焦清開

羚角　連翹　桑葉　荆芥　川貝　桔梗　橘紅　杷葉

風溫三候日晡發熱神倦脉數煩躁舌絳尖潤久已化火傷阴宜清陽邪

未除傷邪恐陰竭以許須艱緩日持久之不宜也

生地　砂仁　石决　川貝　丹皮　翹心　霍斛　蔞子

風溫發熱口渴不寒頭疼胸悶脈弦舌白邊紅症屬風化火之在內燥表
稍帶咳逆表汗裏所忌宜立方
前胡　翹　薄荷　梗　只殼　杏　橘紅　象貝　蘆根　青
春溫化瘧寒熱間日而作由陽明而傳入少陽矣病中洩少陽不斷之力
衛氣弱比以汗解時又欲煩寃脇肢掣痛脈弦虛細恐其少陰邪伏少陽填與
水而逆瘧邪須用景岳補陰益氣煎主之坐收六君並用佐何如
又後性湯全卅
熟地　柴胡　歸身　麥仁　文　陳　炙艸
風溫之入肝膽頭痛目赤發熱膚痛脛蠟脈弦數先應清洩
羚角　石決　連翹　竹茹　桑葉　鉤勾　川貝　茯神

疫痧者疫氣鬱蒸而成兼感風溫又云風疫与一概瘄症另異瘄症宜攻疫
痧治法首尾只宜利氣化疫與堅大忌峻攻發散使破潰惟宜和養氣血以兼
化疫以保元真況稚齡元虛吳地濕熱斲喪其元氣耶余謂若此輩庶乎
知之矣

夏枯　海石　責　鈎勾　橘紅　生艸　遠志肉　阿膠　白芍　冬

風溫犯肺咽痛逆赤身微脈數急風性善行而數變急逆之預防鬱蒸化血

桑葉　翹　生草　蒡　只殼　桔　豆卷　杏　查炭　茅根

風溫迫肺作嗽回喉咽塞音嘶脈細數素常夢泄少陰久虧輕剂速之降之

蒡　杏　吉　海石　芥　元參　生艸　杷叶

冬令肺虚偶感風温咳嗽將匝月矣脉微數神呆納減體虚形瘦過滋過散皆不可投甘鹹潤降為宜

糯米 百合 山藥 玉竹 燕窩 川貝 建蓮

風温襲肺〻蘊初見急遽之須避之以防肺虞

薄 蟬 芥 荊 杏 查 吉 蒡 只 甘

風温鬱肺咳嗆音嘶

蘇子 吉 橘紅 蒡 葶藶 象貝 杏 生草

初冬風傷衛肺先受之身血印室鼻鳴咽乾且解散之

桑葉 象貝 叁 翹 甘草 蒡 吉 玫 杏

風溫客肺之氣不行而以遲來之濕肌膚周体腫脹之金匱風水皮水之義也

五子五皮飲原方

風溫侵肺之逆於咳嗽之年元薄不可辛散降肺化痰為主

蘇子　蛤殼　橘紅　桑皮　叐　杏

冬溫發熱咳逆一候未解雖齡元薄不即化許輕揚上焦可矣

桑葉　象貝　杏仁　橘紅　前　骨皮　玉竹　吉　艸

風溫侵肺身熱咳嗽痰紉煩氣薄輕揚可也

蘇子　象貝　杏　橘紅　前　葶　吉　卜子

風溫復客于肺之氣逆而作咳嗽之痰未爽且降之開之

蘇子 卜子 象貝 杷葉 杏 橘絡 吉

冬溫甫二日舌紅燥咳嗽痛胸悶脈浮數時喘滿飲食並阻先當涼解

蘇梗 朝 文杏 蔞皮 只殼 朴 廣皮

風溫從入陽明之絡通作掣痛

羚角 鉤藤 知母 廣皮 蔞花粉 桑支 牛膝 白蒺藜

初冬風溫引動秋伏濕熱之入陽明脈絡關節掣痛背惡脈緩而似行痺

白虎加桂支湯主之

桂支 石羔 知母 生艸 桑支 牛膝 粳米

冬溫廿八日惡寒遏熱風發熱咳痛脈浮緩舌苔膩白邪在陽明而從其

傷衛治但主今冬收近値未至而至衆氣化温桂支湯雖是成例未便与之症与輕揚品味解之

蘇叶　豆卷　杏　橘紅　玉竹　翹　桔梗　只殼　叉

冬不藏陽冬化為温侵過肺胃之絡故欬嗽痰夾血紅兩脇牽掣脹脈細嗽此係絡熱絡咯血之輕性症也請高枕勿慮焉

蘆根　細地　杏　沙參　麥冬　蛤殼　米仁　冬瓜子

温邪十二日先灼陽明津液繼傷厥少真陰已經之力遲遂況兼嗜酒濕困中州大肉盡脱已離根其他見症莫可問矣陰竭陽脱昭然可見足何能挽而望生機者備同議治實屬徒然不得已之苦心也

後
熟地 阿膠 川連 白芍 雞子黃 石決 茯神 竹瀝 川貝

陽明溫邪乘內而走空入厥少非以甦進鹹苦救陰誠為一法雖是佳兆而恃然而毫不眠瞞依昨法加至參入力以候之机

熟地 洋參 雞子黃 方諸水 龜甲 天冬 阿膠 茯神 瀝 石決 金斛
金汁 蘆根 石菖蒲汁

三
溫邪化火已在內熾爍元氣與陰兩竭莫以禦之陡然變症連日之才已救陰不暇焉能透其陽邪之不逆斂之但恐脫以累其法變其劑甘鹹寓於劑而用意異同之

熟地 麥冬 知母 石膏 人參 茯神 石決 牛膝 沖金汁 青蔗汁

四
正氣猶立辟邪猶癇眼方中合去取後之
生熟地炭各半 阿膠 杞菜 石羔 麦冬 川貝 神 遞 石決

七
邪逆正虛補和揖三甘蔗之緩調自瘥
十味溫胆去只實 遠志 文 加 石決 白芍 准麦

溫熱

溫邪旬日熱久不觧疹不透達邪漸侵營脈弦數而左甚夫入夜躁煩搐搦頻露熱深風動之機舌雖絳而液未乾苔色仍白勢雖侵營却未深胸許透邪外抵達陰氣先還洩ゝ從陰透達熄風預防變端

犀角　石決　羚ゝ　花粉　竹叶　翹　鈎藤　細生地

溫邪一候陽明熱深舌絳苔垢腹痛便洩脈弦大且從陽明透達以防邪陷

葛　芩　文　佩　白蔻　通草　只殼　芝　苓

溫邪經旬而尚白疹隱躍神昏口噤面油目瞪手足瘛瘲字脉模糊邪熱侵營ゝ

熱化疹未透宣達邪經洩疹隱元陰將竭透達雖是益病機危險已極莫可

挽矣勉擬清邪透疹然亦倒行之計誠不得已之法也

犀角尖　羚羊角　牛蒡子　淨連翹　竹葉心　天花粉

溫邪已逾兩候神昏瘛瘲目瞪口噤舌絳苔黑脈伏模糊邪熱由是心包燔灼極熾陰液受劫內風大震濁痰聚都蒙勢在內閉外脫莫可挽救不得已勉擬踐兹請敢救陰熄風參以芳香宣竅聊盡人謀

方諸水　銀花露　青蔗漿　犀角　茅根　鮮藕　生地　鮮菖蒲　白金入汁

右藥九汁調入紫雪丹八分隔沸湯燉服

溫邪逾兩逾氣形又內走身不熱汗出津津神狂語妄舌苔躁擾鬱陽化風擾亂神明病機極險痙厥至矣

生地　神　天冬　遠志　龜版　琥珀　牡蠣　廉珠

病閱一節邪不化解舌紅苔糙時渴時饑多汗忽倦少痛脊胸不爽脈弦虛弦搏大陰將就竭氣火益張勢將發九月外虛風動与苦辛酸斂瀉急熄火合方主之

川連　梔　翹　杞葉　文　花粉　孩　鬱金汁

溫邪蒸熱胃脘痞上嘔下利無度少腹痛少腹刺舌渴苔糙渴不欲飲汗洩粘賊脈搏且然空陽明邪勢乘虛直走厥太與熱逼大腸泄瀉若移及頸虛熱深厥逆從然汗脫之變不得已勉擬苦辛泄熱酸甘和陰扶正瀉心瀉胃合法

川連　人參　苓　白芍　川椒　烏梅　乾姜　文　炙草

温邪兩旬，熱深營閉，邪熾大震，脈呈糢糊，經一晝夜，欲舉其己虧，內閉外脫，危在旦夕，勉宗立方，以冀萬一。

生地　石決　羚角　丹皮　麥冬　川貝　神　連　琥珀　廣珠

病將兩旬，温邪化熱，侵營傷津，陰液被劫，舌絳苔黑紋裂，藥遞條昏生，斷血熱枝疹，足隱約出脈，神識時清時昏，煩躁自利，脈數空細，少陰精氣內奪，陽明邪熱熾盛，勢欲乘虛內陷，風生痙厥，急當鹹苦救陰，辛涼透疹，擬黃連阿膠湯、犀角地黃湯，救少陰，清陽明，或可轉吉。

川連　黃芩　犀角　石決　天冬　阿膠　生地　銀花露　雞子黃　花粉　蘆根

樂壽年計

又

病將兩旬，瘄疹透而未化，舌紅苔黑，乾板唇燥齒焦，牙齦出血，脈極弦數，兩足空細，少陰之氣極虧，陽明邪化為燥熾，少陰宜以滋濡，清陽明必用辛寒，合景岳玉女煎，是仿圖為此方，不知命矣夫

大熟地　雪梨漿　麦冬　鮮藕汁　懷牛膝　芦根汁　生石羔　知母　生地汁

溫邪夾食，旬日不解，兩關脈大，舌紅苔焦黃，胸脘痞熱在膈間，且與瘄

參　杷　杏　吉　蔻　只殼　花粉　大竹叶

溫邪九日，瘄疹隱約不出，譫語鄭聲，脈空細弦數，四肢拘搐，邪陷不透，瘄未透，已經傷陰，風動病機頗險，恐救深陰症之防脫，擬法救透瘄存陰一法

又
犀角 川貝 羚角 竣 大竹葉 枇葉 細生地 石菖蒲 芽 白茅根
渴汗更衣後表熱已緩神志清楚惡數漸退佳機也脈弦數右澁甚嗌乾引
飲將燼之餘炎火猶恐死灰已合加減復之
犀角 [illegible] 川貝 霍斛 杷葉 生地 翹 茹 芦根

湿温

湿温一般汗出不過蒸熱不揚舌紅苔黄渴不多飲之又徹喉脉弦数右伏陽收

湿鬱化火急進苦辛以泄湿熱兼投甘化須仿甘灼律

川連　芦根　夏　杷葉　姜夏　廣皮　芩　苡仁

右湿温半旬癍疹未透而汗出暢舌光絳苔剝脉弦数伏於痛脊胸咽癥

脘悶腹痛拒按一般經至中斷將徙侵營營患不能達疹化汗表裏之

邪滯蒸不解與陰暗自耗燥火上焦心營中似結痞下似蓄血脉症俱及殊

紛莫測若兩般以不汗解恐致風動陰涸昏痙厥脱勉擬從陰求汗法

救里育陰潤腸合法主之

大生地　淡豉　川連　瓜蔞仁　丹皮　赤芍　花粉　竹葉　藕汁

濕溫逾旬身熱不揚神憒舌强語蹇苔膩粉白痦瘍癍疹當臍色澤呆純脈空細模糊濕熱化燥熏蒸元氣已在竭蹶必致變生昏痙內閉外脫懸擬為兹擬負固閉之邪以冀萬一

大竹葉　佩蘭葉　蒿梗　茅根　煎化萬氏牛黃丸一粒

又

脈進芳香清心宣竅神已稍甦但痦汗不透不暢舌紅苔垢遇煩病勢仍篤洩閉之際議增補穀聊冀生机乘機透達引邪復歸于肺庶乎可幸

犀角尖　竹葉　翹　杷　川貝　桔　花粉　杏　蘆根

又

連投清洩之劑神志已慧但舌中微潤痦汗不化復發白疹以開邪之出路甚

條舌絳脈數且細陰虧邪戀脫若從陰求汗必當滋液爲魁邀而能汗解爲幸

犀角　細生地　川貝　硃神　霍斛　麦冬　竹葉心　芦根　青蔗漿　藕汁

龔

濕溫甫三日因病前遠次少陰奪精兩傷中下之陽陡然腹膨絞痛煩悶嘔噦
逐似霍亂初診之脈沉伏面赤戴陽四肢厥冷黏汗如珠上噦下泄腹形膨脹
舌紅苔滑少陰真陽微絕太陰又受濕困中實下虛陽不維續呃忒迭生
矣病機危如一線方法何從設措不得已勉擬溫陽泄濁附子瀉心湯合真
武大意竭人力而回天妄希僥倖

熟附子　川連　淡乾姜　於朮　雲苓　夏

又

昨進救陽泄濁方法幸脈得微續四肢漸溫是已陽回之機而舌苔滑腹脹

便泄少陰真陽雖已復意余濁濕滯還太陰受困也故病机猶在陰途來机
温下通中陽主以真武佐以冷香取其大意不識丹含歟否

熟附子　乾薑　於朮　茯苓　炒果仁　姜皮

又

連進救陽泄濁法已汗收肢温腹膨大減六脉雖出但左大于右關脉亦情覺象
脘舌仍滑並呼吸促似下陽雖回然猶未相不同濕熱濁阻中陽仍無帶過病机猶
在陰関懃懃鎮逆通陽法再商

旋伏　代赭　熟附子　淡乾薑　丁香　炙　柿蒂　茯苓　吳萸

又

昨進鎮逆通陽一法呃忒漸止向噫氣不除牽脉流已情舌未化燥僅免亡陽欲脫之机
矣但胃納乾嘔中脘悶鞭身漸發熱已似怒結究屬上焦清陽不舒中焦温熱仍阻

雖以回陽邪方振仍中下兩傷體之奚能勝此劫劑再然擬金匱橘皮竹茹湯半夏瀉
心二法參用希圖合窾

竹茹　橘皮　人參　川連　炙　乾姜　苓

又
亡陽洪數表去暑濕時邪方振身熱已汗脈軟而渴舌仍白苔布不化煩悗
痞悶嘈呃或噫噯已除惟大便獨溏仍屬暑濕內蘊之象經病而尚臟病率矣
藿香正氣以和爲法而合窾者

人參　廣皮　生白朮　炒　白扁豆　荷葉　上藿香　苓　炙　淡乾姜

又
病以中宮濕濁升降氣機失司納消導運化夫人之已生全賴穀氣而精華
以滋化源況在病以奚能失穀益土勝濕必須補瀉兼施仍臺茯苓飲于病或宜

苓 人参 只壳 广皮 生於术

少阴素亏湿温内感畏寒不热舌白耳聋身重神倦嗜卧手足厥冷脉沉细涩此湿温阻遏真阳与冬时真中少阴者相类必当舍时从证温阳散邪仲景桂支附子汤主之

桂支 熟附子 白芍 炙草 生姜 茯苓

初诊身热壮而肢温癍疹稍出仍不畅达舌苔垢腻神虽清不慧脉弦数而空大胸脘痞闷谵语蒸顺阳明邪热正炽因元弱虚微气切忌以透癍化汗病虽九日却未深侵营分但阴火炎炎殊属可虑之数仍从气分传达

蒡 豆卷 桑皮 杏 翘 桔 茅根 杷叶

又
病机色脉以眼癍點似隱不透祇因元氣空虛所以正不敵邪終之恐之厥归
昏陷容其陽氣未竭解逆且主清透
犀角 牛蒡 川貝 豆卷 茅根 杏仁 翹 杷葉

又
午后汗出雖遍而不暢熱勢已緩脅脘悶痞神氣清爽舌苔欲化是正邪從
之機惜乎化汗不足邪熱燔灼恐陽明自寓乘機逆之但之陰而霧涎擾宜兼滌化
犀角 細地 竹葉 蘆根 丹皮 霍斛 翹 川貝

濕溫初起失表已經兩候白痦癍汗不出神昏譫語手指振搐唇焦齒燥齦
血乾板舌絳苔黑津涸脈細數伏陽明深計救必邪已逆之膻中勢將風動
痙厥見焉若此僅能百中圖一而已

烏犀角 鮮地 石羔生 大竹葉 知母 元參 翹 芦根 冲入花露末服 化虫至宝丹一丸

濕溫旬日，汗出不爽，邪留陽明之府，肌表又不退，舌紅苔垢，依然神昏，大便通

進，脈弦數不顯急，當從陽明提透，使邪復出肌表，遍汗乃解

葛根 芩 廣皮 夏 只殼 苓 通草 翹 白蔻仁

濕溫發斑，斑色紫滯，熱不揚，脈又細，突舌白苔垢，脈症不合，勢將邪陷昏閉危矣

佩 翹 桔 豆卷 蒡 甘草 芩 藿梗 茅根

許

濕溫內伏，時逢發痧，灼熱無汗，鼻煽氣促，舌紅苔燥，脈數，伏瘄疹之以陰寒

內閉，況在稚齡，最恐竟敵，勉擬仲景麻黃赤小豆湯一法，濟則不居功，不濟亦不任

然否 麻黃 枹 翹 桔 赤小豆 杏 通草 苓

又
濕温挾感發表欬而作喘佈在陰途
麻黄 赤小豆 石羔 桑皮 杏 翹 甘草 茵陳 杷

汪
連日濕蒸太過雖交至節令之末尚是暑暍薰灼猶是濕温餘氣所感昭
是濕温躭著病也是以見症有汗熱揚不解脉濡滑而不弦舌紅苔白稍膩理當畏
胷脘脅悶上中氣機一似隆窒之象若芳香以宣上苦温以洩中庶幾近之
杜藿梗 廣皮 杏 佩 豆卷 翹 通草 苓 只殼 荷梗

恃
濕温旨深伏陽明腑胃不慎風暄邪上加邪蒸蒸更甚病未能作更難舒遲一紀
勢不能逆將熱轉在之際受此所時令温邪却能之常偶感而就診了事者
豉 翹 梔 通草 苦桔 苓 薏仁 廣皮 桑皮 文

又

陽明濕溫溼鬱時化火舌紅苔黃焦且裂紋脈極數譫語溲不暢溼熱涸漓全有

出疹甘參撒熱若溫燔溼蒼朮白虎湯主之

蒼朮白虎湯原方加橘白

補

陽明濕溫不達于表轉走少陽發熱似瘧日晡而作子夜退有大汗脈弦

數舌有苔膩邪猶鬱伏熱蒸于少陽濕戀于陽明濕熱調合雖有大病最淹纏

然勿以為細故而不慎冬暄不節飲疫也

蒿 薏仁 苓 通艸 朮 豆卷 夏 只殼 廣皮 苓

又

表邪去矣身熱退矣而猶躁而易汗者裏陰未得以和之也甘涼可以存陰陰

復而止汗躁能從斂汗可以了事也

麦冬 生地 川霍斛 茯神 甘蔗漿 粳米

王
溫邪久戀濕聚陽明熱伏少陽舌苔始終不立蒸熱復熾纏綿伏之深固
暗生爍液液不化汗良有之也求汗于陰理之固必
細生地 地骨皮 羚 花 烏梅 豆卷 廣皮 鱉甲

說
濕熱內蘊發黄日晡蒸熱小便短赤先當分利
猪苓湯用炒蒼朮 茵陳 枳 廣皮

又
陽明濕熱鬱蒸表熱需發脈濡散熱伏陽明之經濕亦陽明之府宜與蒼
朮白虎湯并與河間甘露飲法
蒼朮 甘草 石羔 滑石 猪苓 朴 通 知母

陳　濕熱内伏表不達汗裏熱益甚以致發黄遍十八日不解恐成疸症

茵陳　石羔　猪苓　澤瀉　知母　朴　滑石　甘草

周　濕温伏邪起于秋杪冬初之際邪藏深遠以致遷纏難瘧伏于少陽邪于陽明二經流連于兩經之間毫無定着所以由利轉瘧瘧已變利利仍未止脘腸之間結痞結塊即是少陽陽明伏邪將傳至厥少太矣節交小雪正收藏病已深固藥弗進功者

炒烏梅　黄連　川椒　乾姜　炙草　廣皮　枳杔　炒白芍

程　濕邪化瘧間日而作由陽明而達少陽也柴胡加栝蔞根湯

北柴胡　芩　廣皮　薏仁　栝蔞根　芩　滑石　叉　生草

沈　濕温化瘧陽明兼少陽也

姜根 芩 夏 苓 吉 只壳 通草

又湿温一証從未服藥三候不通先与芳香宣達

藿香 豉 翹 吉 只壳 廣皮 查炭 苓 佩

尤湿温四日身熱形寒舌膩満白胸脘痞悶邪踞陽明先當宣達

藿 佩 荷 通草 苡仁 只壳 赤苓 翹 吉 夏

程春温伏氣發于春半之節延至中夏邪陷未達陰氣陰空發熱譫語劇于夜分昏燥舌絳苔灰六脈虛促两尺至微至虛之象硬是少邪乘隙伏藏交夏木旺令而發即内經冬不藏精春必温病之說此際陰氣益空邪伏深固填陰逐邪必求許于至陰之臟氏古今容歎補陰益氣並主之

熟地 山藥 柴胡 歸身 廣皮 炙草

李 濕溫二候 戰汗形解又一候矣 脈濡滑 舌粉白 脘腹不爽 胃納不旺 陽明濕熱
亦恐食復 飲食須慎 不可作等事觀也
四苓散 加 文 廣皮 麥仁 也

姚 濕溫九日 身熱不揚 舌紅苔黃糙 脈弦急 語言錯亂 風性善行數變 化火生痰 痰火上
蒙心神 勢將發狂痙厥 急當清邪熄風滌痰 以觀其機
溫膽湯去只實 甘草 加羚角 鈎勾 翹 高 鮮生菖蒲汁

金 濕溫一候 邪化為火 勢將昏陷
羚 薏苡 川貝 翹 蘆根 苓 霍斛 豆卷 花粉 只殼

項溫濕化火化毒即成痧痧毒內蘊咽喉蝕腐發熱不揚脘下脅悶痧疹隱然不透逆舌紅
(邪)茲始賦此邪乃行時厲氣從常見失咽喉症也奈脈細緩而肢涼元氣形伏昭甚恐其
元不克敵毒陷昏厥閉脫法速化毒一法

羚羊角 荸薺 僵蠶 翹 薄荷 桔梗 赤芍 人中黃 西河柳 葛根

候溫濕發熱曾自而邪汗解此初感邪發形蕨尚淺若多逆營困當表芳而化以透之中而
減溫阻投之兑羊宜矣

藿梗 翹 佩 新會 吉只殼 橘白 石決 川貝

候溫濕化瘧中宮而發舌紅脈細兼寒予除前從除和解

細生地 石決 荷 藿斛 翹 只殼 丹皮 橘白 川貝

嵊 劳复复受湿温恶寒身热脉濡舌白神呆困顿连旬不寐湿蒸太甚凉燥不支病因之来
复者殊深不胜邪扰扰正气散取芳香苦温渗湿逐邪以观其机
藿梗 广皮 白芍 苓 大腹皮 大豆卷 朴 只壳 夏 炙草 荷叶

王 伤暑湿蒸身热口甘舌灰脉濡先与芳香清透
藿梗 豆卷 朴 杏 只壳 广皮 苓 麦仁 通草

暑

發暑温熱三氣繼併迸兩陽未經宣解達因循失表邪走陽明之裏悉化為火煩灼

表汗疹點隱躍也癥不透肌肉骨節而脫痞滿昏燥齒乾舌垢苔剝氣促息短

脉數急尺微關弦右大病已全伏毫未振達陰液元氣先已涸竭夫四時六淫

之邪全賴本元振托毋論經府一有空隙乘虛即陷若此如根底空虛然熱邪

深熾內閉外脫已露機關安能達邪汗透疹扶正則痼邪達邪則妨正措法兩難

將如之何若竟束手待斃又安忍違先聖先賢匡救之心是以勉擬議誠兼施從

陰求汗一法尚恐杯水車薪敢求必中苟中亦萬中圖一而已

黑膏合犀角地黃湯去丹皮加連翹 川貝 麦冬 神 竹葉 茅根 佩 荷梗

程 無汗灼熱胸脘痞悶口乾妨飲，飲入輒嘔酸餿，舌苔不起脈滑數頭重身痛暑熱全從
鬱閉上焦猶恐中已痞結勢將增重若九日不解必致昏厥閉擬以連合小陷胸法

香薷 薏仁 川連 滑石 淑夏 瓜蔞仁 廣皮 苓 芦根 荷葉

又 病至九日舌苔尚不起汗化不出右較反目之神昧譫語胸脘脅悶躁煩暑濕依然蒙澗
欲露別陷之機病勢極險怒亦矚清胸熱擬東垣清心涼膈散

苓 竹葉 翹 薏仁 吉 花粉 杷 芦根 荷边

金 暑熱內蒸湯熱已過之候脘腹痛脹嘔泛涎沫咽鎖不納濕熱阻其三焦不通以致膽氣
逆升胃不降急與苦辛泄熱開痞

黃連溫膽湯 金方

悵

耄耋尊年因病而胃餒非惟艱納抑且粒不能下毫無救解輸布精華元衰殆之倚奚能再受暑氣薰蒸淹淹一似燈燼之明暗可知矣服劑匝月已餘竟無獲效人倘非木難比仙丹靈藥塵凡醫者究非太乙真仙安能拯起死回生之柄者縱使妙投藥劑恐胃腑臭不能輸運矣不得已勉進擬酸甘養肝陰以化胃陰一法不敢云竭人力而回天殊恂窮術技而已

人参　炒烏梅　冰糖

復暑濕熱之氣鬱蒸將至三旬稚齡不勝燔灼耗氣戕陰熱生痰痰壅氣氣痰膠阻三焦皆閉以致風生厥逆熱不揚目竄之神呆舌焦齒乾昏憒瘛瘲恍惚險迫急當清熱滌痰利竅以冀護

蘆根　杷葉　冬瓜子　川貝　杏仁　鈎藤　翹　遜　苦葶藶

金濕溫內發暑熱外受發熱兩日舌白口燥脈弦表裏不徹當先解外和中從暑溼門立方

藿梗 苡仁 苓 廣皮 翹 滑石 朴 佩

詹暑濕阻閉三焦，鬱熱不揚，脈左弦右伏，病甫三日，邪不外張，已見內走之象，勢非輕淺者

藿梗 朴 只殼 翹 滑石 苓 苡仁 通草 廣皮 荷梗

程 傷暑壯熱無汗，厥陰瘧氣乘虛竄發，此陽明熱伏，厥陰氣滯，至虛之處便可

容邪，結為瘧疾，走厥陰，當從厥陰立法，提邪托表，借少陽兩經陽明，庶幾除之

柴胡 青皮 訶 桔梗 以橘子 青木香汁

又 濕熱暴暑三焦扶滯，阻脾，便泄，正氣以和，合方但取其法而已

藿梗 白朮 大腹皮 陳皮 吳萸 茯苓 半 扁豆 木瓜 荷葉

程 暑濕熱三焦，內蒸肺胃，咳嗽氣逆，右脈極數，舌紅，氣刺三焦，蒸化為火，熏乎肺

蒸乎胃腑，胃爲藏，況是童年陰不足而陽有餘，再受辛温藥味，耗氣陰，成助
邪蒸灼，程猝咯血，不亦宜乎

芦根　生草　橘紅　冬瓜子　藕　桑皮　蛤殻　杏　貝、

顧　暑温熱三焦，又蒸發熱，泄瀉脈數，伏舌紅苔濁，邪已偏勝，病勢非輕，急以提達
邪达表乃平

葛根　黄連　芩　甘草　䒷　桑皮　苓　以下缺

施　瘧熱已汗不衰，子夜微熱灼，炎氣煩冤，舌色雖淡，然似剝，而心胸辣痛，兩
脇章脹，耳鳴巔疼，少陽之邪來歸陽明，陽明乃多氣多血之經，直經內藏，非以暑
邪易逼心營，與金匱所論邪氣內藏于心，外舍分肉之間，所似似瘧，該營

熱熱合佐少陽引經之品與貫營分伏邪提出半表從准瘧瘧原原保無虞云云

犀角　竹茹　生地　姜蔚　丹皮　鉤鉤　川貝　硃神　藕

李　暑熱內蒸不達表汗灑寒而不發熱肩胸悶嘔嗽口渴脈數身熱宜達從汗下利

藿梗　六一　只殼　佩蘭　苓三七　新會皮　通草　薄荷　薏仁二錢

金　暑濕之附腹痛便溏

藿梗　白朮　蔻　姜皮　砂仁　腹皮　澤瀉　木瓜　陳皮　只殼　炙皮　苓

鮑　霍亂吐瀉二便不利胃不納腹痛膜脹陽不通惟也暑濕苦溫宜之通之

藿梗　朴　腹皮　赤苓　通草　薏仁　杏仁　只殼　苓　荷梗

陳　暑熱內蒸三焦氣化不宣脈數溲赤先與導赤加味以利濕熱

導赤散 加滑石 知母 麦冬 荊更

李 暑濕夾滯使食涸蒸九日身熱頭痛脘脹舌紅苔黄脉濡右大陽明齊邪表裡閉結法宜消導並施

段 藿更 杏 只殼 苓 通草 陈 薏仁

董 暑風襲肺咳嗽復經夜涼來暑蒸將之熱熱退未淨咳嗽仍然略痰不出涼風在表暑熱在裡法宜散風從陽明主治

桑葉 杏 藿尖 吉 芦根 湖 川貝 杞 竹葉

凌 陽明暑熱欲達少陽寒熱日緩暮甚舌紅苔黄脉濡數並不胸悶頭痛勢在特從少陽陽明主治

桑葉 胡 藿梗 吉 只殼 杏 貝母 苓 橘紅 荷

楊 暑熱傷營衛肺欬喘咯血胸背徹痛

芦根 貝母 丹皮 阿膠 甜杏 蛤殼 冬瓜子 山漆 藕

陳 暑熱發熱舌紅苔白脉濡溢乾嘔嘔病經四日脉始張揚一經汗解乃平

藿 吉 荷三梗 交 玫 苓 只殼 杏 廣皮 胡

李 表熱退而裡熱熾所發背痛作嗽舌紅苔燥是血未冬也當清陽明

蘆根 苡仁 吉 杏 竹茹 花粉 貝 苓 橘紅

劉 伏暑發左白痧已交旬日初起只汗灼熱旺在陽明之表鬱滯不能透於陽明之裡彎化者前乃是表邪裡出之前也茲仍宜血和又宜度舌苔垢濁補

泄瀉頻不食不飢脈虛弦數唇赤恒痢休息焉發中虛邪陷升清陽滅濕濁必佐培中李東垣法庶合此歟

升麻　柏　葛根　瀉　白朮　查炭　炙草　廣皮　歸　赤芷

又

連進東垣法表熱大緩下利次稀清濁已不混淆矣若花舌絳嗌乾腹脹猶痛裡熱未清腸液自虧酸苦泄並酸甘和陰于病始宜

川連　芩　白芍　陳　益智　芷　炙草　荷蒂　木瓜　烏梅

又

痢止收汗熱解又復發涼夜熱勢將轉瘧已陷之邪已提出半表矣夫伏暑釀痢所至此由痢轉瘧以經固屬佳兆然陰已就虛矣須至劑輕和以穩

蒿　翹　栝蔞根　竹葉　廣皮　芩　鮮荷葉　川石斛

六

風濕症屬脚氣不和血浮肢腫腹脹水腫之初起也與五子五皮飲

五子五皮飲原方

又

濕淫于內泛溢肌膚為脹為腫金匱論云風水皮水之義前與五子五皮飲腫勢稍退

然因無導泄劑仍與五皮飲合四苓佐以三子養親湯以利肺氣肺為治節之官

主一身之氣氣行則濕化濕化腫脹消矣

五皮飲　四苓散　三子養親湯　合一方

七

暑濕熱內蘊九日身熱不退因汗出未遍而邪未與達也舌赤口渴證濕熱蘊中助

蒸灼炎化濕痰以致陽明餘火上阻於膠似痙之基勢說未也

黑梔　蒿　川連　橘紅　生地　薏仁　貝　知母　竹葉　杞

又 暑湿熱洇蒸三焦陽明陰液（津）劫絡氣被阻舌絳液乾腸肋掣痛目睛蒸灼神志將昏脉濡細諧數且促也年元真陰氣兩竭奚堪克敵若論氣邪並補氣陰調宜慎陰那恐頑邪奈補助肥滋助錮謾語助戕元殊難措方不得已勉擬存陰鎮怯宣絡除瘦一法以俟公学去採取

鮮生地　絲瓜絡　竹瀝　紋銀　蛤殼　川貝　鈎藤　藕汁　地骨皮露

金 暑風湿熱流入陽明四肢關節掣痛謂之白虎歷節風而行痺是也居素形豐陽氣外越陰氣內空清陽明必主扶正議用白虎加人参湯引入絡藥能否公学採取

人参白虎湯全方　加桑支　牛膝　苓

王 伏暑痢延月矣痢不止胃頓絕納脉空細微渴粘汗形羸肢冷目瞠大肉尽落

痙乙患欬畢具，兆倘元脫，昭著危如朝露，縱使勉投藥石，殊屬難鞭長莫及。措
方極難，奈病家不容束手，勉擬桃花湯加人參，參入二以候天命。

人參　赤石脂　炮姜　粳米

又
痢止未傷諸竅，欬畢露，告脫在邇，豈草木所能療者，聊擬一方以慰之。

肉果　五味　於术　炮姜　赤石脂　粳米

又
痢止未傷，患欬疾具，勢不可療，刻診許投劑，幾胃稍能納，反色脈仍不足取。夫久
痢全賴穀飼精華元精養，尚能納救不明，終歸不吉。

補骨脂　葫蘆巴　五味　煨肉果　炮姜　粳米　於术　赤石脂

又
連日稍進穀飲，勉強支之，奈元將告竭矣，殊夫固時露不敢繼續之機，況內積濕熱依

然蒸痫殆泄悠悠忽忽似燈之將明若此然歸厥脫乎雖迭診三次曾屬之吾辭

不敢效慣慣尚流而取咎庶免學術精微者哉之門圖

於术　荳蔻　肉果　赤石脂　建蓮肉　乾姜　五味　小葯

姚

妊娠八月足陽明司胎乘潦濁受濕濁邪蒙閉竅脾胃肢麻嘔吐脘腹絞痛是

屬霍亂經刺痧頗爽帳以丹泥塗臍亦作好治陰寒之氣凝阻丹田真氣病

勢益劇痛若腹裂又病加舌白矣茲診脈伏舌苔粉白上焦隱隱曖不爽中結如痞

下泄稀水不竭陽明胃府閉而太陰脾陽受其戕害夫痛則不通通則不痛察此脈

證經府之陽欲被陰凝之氣所遏病機殊急急且難免乎脫變方極難擬議

經通府以消息之

白朮（土炒） 炙草 腹皮 煨姜 陽砂仁 只殼汁 木香汁 蒼朮 廣皮 佩蘭葉

為腸腑氣機失運，脘腹䐜脹妨殺，嘔噦，脈不顯，勢必足纖氣化觸而與芳香宣通

蘇梗汁 桔梗汁 只殼汁 生香附汁 以上調水磨三小匙開水沖服

俞 霍亂之後三焦不通

玉樞丹一丸 以藿香湯送下

宋 新感遏暑蘊伏于肺，身熱六日，欬嗆咯痰頗多，舌苔垢膩，嗌乾，氣促，居素之陽交虧，一經

邪擾，本元先撥，脈細浮數，根蒂已空，此屬元虛邪伏之徵，迄清肺之謀，恐錮邪竄，方

極艱，茲在暑節令，陽明條主用事，不得已症時令病，勉擬救肺湯大意

桑葉 杏 杷 沙參 麦冬 阿膠 貝母 蘆根

陳　伏暑似瘧，綿延旬日，熱傷陰氣，邪仍未達，沖齡陰氣未沖，陽獨有餘，暑熱即為陽邪，
最怕秉液爍陰，舌光無苔，脈極細數，辛涼以達邪，甘涼以存陰，不識合窾否。

竹葉　花粉　翹　蒿子　蕅　芦根　生地　西瓜翠

凌　伏暑更被涼衣，延至兩旬，熱爍陰，邪將陷閉，痙搐目瞪口噤，色晄肢涼，六脈俱伏，沖年
天癸未至，前却熱泄，邪入厥少而風動者，此由叔炎傷陰津液，伏邪乘涼遂之膻中熱，
極生瘈瘲，神閉竅閉，極厥脫之候，法當清心鎮神，化痰開竅，殊不許已之思，若不應，決難挽矣。

天竺黄　生鐵落　陳膽星　芦根汁　川貝　羚角汁　辰砂神　化牛黃丸一粒

朱　伏暑蒸釀為痢，表邪未解，裏熱以致裡痢，下無度，身熱腹痛，口乾舌白苔垢，脈弦數大，陽明々
伏邪夾濕，挾食阻結中府之氣，壅諸陽之陷，無非邪濁炎化為痢，法當調滯清，必須升降調諧

導滯逆流挽舟法，庶幾合窾

羌活　川芎　獨活　吉　柴胡　查炭　黨參　詞　廣皮　冬朮

徐澹安太史师方案

半产以后恶露虽止蓄瘀未尽偶因恼怒血随气逆继晕绝已昏迷不省人事口噤难言而并郁冒遂致肺气壅遏不致下降胸背肿胀闷乱欲绝肌肉掣痛气促作喘之证由来也况中脘下逆少腹走起己形痛不能着手此瘀结之征显然可据不能食不能寐不得大便六理证必然之证幸其脉来虽涓尚气脉洪喘促之形所以冀其气降瘀行生机全在乎此目下补剂难投只用理惟已瘀滞通降一法与云江韦城两先生同衡请梅郁先生政

三物旋覆花汤　延胡索　桃仁　青皮　枳实　归尾　苏子　茱萸

曹樂山先生方案

癸八月二小女人痢以發熱已成慢驚危篤可虞

參須 竹瀝 神 麥冬 化橘紅

四復 痢以慢驚已轉靈敏鼻煽痰鳴神情疲之 妙研

參須 飛朮 麥冬 炙 炙草 白芍亍 橘紅 淡乾姜二亍

十二號方 參須 熟地 麥冬 山藥 炙草 白芍 雲苓 乾姜 肉桂 萸肉

曹樂山先生方案

六月十一日　林四老爷　胸痛徹背，背痛徹胸，是名胸痺。胸痺者，胸中之陽氣痺而不通，暗被痰飲所踞，然所吐之水味又兼酸，酸乃曲直所為，舌苔白而兼黃，脈象弦而兼數，又乃肝失內藏，藏之肝火上衝痰飲，此痛之所以久而不愈也。

括蔞　薤白　半夏　生姜二片　只殼　左金

十二日　右脅氣，左脅血，氣分稍鬆，血分尚滯，所以胸右之疼可緩，而脊之左右者仍然嘈逆，所以痰飲之味或苦或酸，舌苔白，脈弦數，必是肝火上衝，法當兼理。

括蔞　薤白　半夏　左金　指迷茯苓丸　金鈴散

十三日　胸痺稍鬆，凡濟上之邪緩矣，然邪之根蒂本在中宮，積濕生痰生飲，土虛不

化的酸的苦之味又隨肝火之經至而作其痛勢盛衰亦隨肝火經至而現

茅朮　朴　交　風化硝　炮薑　蘇梗　參　左金　党參　陈皮　只壳

曹　右語云治肝先實脾之而今胃脘部猶和但當實脾時肝經之火更盛不獨的脹的酸的苦而且

橫衝直撞內變不測耶此宜也必須先治其急以調其後以使後患之方各得其法

白芍　生地　半夏　甘草　左金　雪羹　參　覆花　陈皮　風化硝　归身

望　肝之橫衝直撞稍平其性以柔而和以化而緩者未始不美然和緩而未愈平仍宜暴法不表

脘部之停痰留飲兼理而已

白芍　陈　枳　甘草　參　交　青皮　茯花　麻仁　丹皮　青鹽　雪羹　風化硝

先　望　胸痺已過大半脘痰僅無三分脈色亦如是竟以養化肺經之法為主調和脾經之痛與某

白芍 丹皮 澤瀉 化硝 甘草 梔 茯苓 麻仁 青皮 只殼 陳皮 左金 雪羹

十八日 肝木之逆犯肺絡，金日益一日，而其順乘中土，侵者益甚，蓋以脾胃為土，積飲成囊，久踞中宮，係更虛之時，肝之訖趁何難

白芍 炙甘草 梔 蒼朮 青皮 茯苓 芝麻 陳皮 風化硝 雪羹

十九日 痰瘦遍涎而出，陽明胃府必有痰積在裏，將此備法，合入前方

瀉 芝麻 陳皮 血 化硝 雪羹 白芍 麥 蒼朮 炙甘草 梔 生地 茯苓 青皮

廿日 脘腹痞堅作痛，漾漾惡心欲嘔，舌黃，然白二便皆熱，甚至四肢厥冷，此脉象發是腹中痛欲嘔吐之象，又見證所謂丹田有熱，胃上有寒，誠不欺人也，不宜於痛之極，以肝火而來而有寒厥之更變，進退黃連湯

炙草 乾姜炒 桂支 文 党參 青皮 陳皮

某 吐夜游吐瘀血病根深矣前日之話逆上衝皆屬于火不惟痰火肝火從此可知現在脉弦而芤脘部尚覺有胸脇不舒舌苔嫩痰乾不易欲出之痰未出也肝血虧虚之体不能消化當以去瘀生新法施之

生地 楞 橘絡 歸身 杞葉 烏藥 阿膠 鬱金 三物茯花 節根

曹 瘀血痰飲從此吐出不少原屬肺之出路未始不美但吐傷胃氣先其下行為順之常時時逆氣攢逼鎮諸烏之

茯花 雲苓 甘草 橘紅 牛膝 陳皮 霜苗 蘇子

蓄 某所之氣火果能為無足慮之癥痰尚少出然是以脘部攻疼少腹之界亦似三處上衝飲食不納二便違和舌苔嗽布脉息左弦時吐粘痰雖嗆不舒根深蒂固不易掃除將通鎮之品合入去瘀生新法中

生地 楞 赭石 歸 杞 霜苗 白芍 牛膝 阿膠 杞葉 參 山藥 鬱金 三物旋茯花湯

廿一日
病已緩急急而治標標病已經緩而治本本病尚在在左瘀血痰飲交結中宮中宮之氣皆因肝木横横
衝直撞升而不降搏而不開以氣血痰火濕食之之以尋此病主方
越鞠丸　桃仁　海石　黛　烏藥　青鹽　橄欖

廿二日
進越鞠丸方病已向愈之形可食可寐所慮者肝氣之横衝直撞上而不下降之路如是方似乎合式
神曲　海石　參附子　黛　枇杷　烏藥　桃仁　三物　伏花　青鹽　橄欖

廿三日
衝撲之氣雖平攻逆之形不脫自云脘部灼熱大便遂和脈亦弦數是瘀血痰飲交結于中之根蒂之故
生地汁　赤苓　瀉　木通　石决　牛膝　竹葉　蛤　桃仁　香附　枇杷　竹茹

七月廿日
痰飲瘀血交結中宮已非一事加以氣機不運少降多升而病情加劇降而病勢必和欲和須降
欲降先疏疏通于尚況降于以煎驾之于一日之中

蔞皮 雞金 松子 柏仁 桃仁 李仁 麻仁 砂仁 烏藥 牛膝

初七日 瘀血与痰飲結于中宮呈於呈象或脹或疼也致胃脘以上自水大便內聚大便乾結小溲赤黑

脉息兼弦法當攻下陰血兼要必須兼補擬桃仁承氣合四物加減

桃仁 大黃 甘草 元明粉 生地 归身 白芍 此方便通只服四分之一

初六日 大便通而未暢然大腸已和小腸不快小溲少佛中宮痞硬脈小仍兼弦飲食不進胸次不

暢瘀血痰飲之結中宮者尚未將此方加減用之

四物湯 桃仁承氣湯 去桂支 加朴 旋花 陳 牛膝 [illegible]

初八日 諸逆衝上皆屬于火氣從左邊起者肝火也氣從臍使逆火就此三条火象而患于心尋

火病之軀者均火也非陰虛血燥二字未由目者如此何能磨耐

生地 丹皮 澤瀉 龜腹 懷藥 茯苓 白芍 虫 桃仁 杞子 香附 海石 珀屑 螺螄殼

初九 火之客易交上擾，虧水之害以潤下，潤下之品必不可缺，但瘀痰阻結，氣諦不通，脘部與形攻逆

滋差必集，究竟病根未拔，去病根將主攻奪水血為末

丹參 生地 苓 杞 瀉 海石 白芍 虫 懷藥 香附 楞 米仁 桃仁 珀屑

平舟太老夫子方案

林四老爺　柒月十八日

腎虚水泛之水飲食水穀之水交阻中宮大腹硬滿卒々大吐黑水硬者稍軟而脉迟弦濡舌苔灰白小便不長面色晄白飲食难進脂痳達知足趺浮腫汗出不多口乾不渴真陰真陽無一不虚之證也

金匱腎氣湯　加童便一杯

戊刻肝腎真陰既虧腸胃津液復竭此府濁难行也下既不通氣必上逆同議柔溫壯水臟上佐以黑色入腎之品以腎司二便也

熟地　归身　蓯蓉　枸杞　牛膝　白芍　芝麻　木瓜　海松子　佩蘭葉　薔薇露

十七日 昨晚進藥之後頗得安一時溫通納氣得其法矣但此揆之形常覺不少欲吐不暢腹中

脹滿脇肋作痛舌苔白舌淡胸脘氣滯痰粘仍從服法

金匱腎氣湯 加 沉香 童便

十八日 二便得溫藥而通腹之膨脹稍減口渴不欲飲欲飲水飲之揆于中看其是不少脈形弦滑

舌苔微黃肝脾腎三陰皆虧即從三陰之法以冀陽長陰消為妙

金匱腎氣湯 加 冬朮 白芍 水姜 童便

十九日 溫通納氣連投三日皆覺形于言事先將的對可知此撥少腹三日之癥仍然聚

散而常見收中上兩焦皆已不如之意肝腎氣虛必能益溢痰飲隨之而去

金匱腎氣湯 烏梅湯 白芍 生姜 童便 沉香

二十　大便甫通，少腹稍和，下焦之病不為急矣，而中宮痞悶撐之益甚，更在胸腹之間，所以煩逆，欲飲湯，脈息見弦，諸飲食不思，此被濕遏，中虛所致，飲內聚，上阻氣機，微熱亦從之而作，權以加減連理湯。

連理湯　加九香蟲　雲苓　橘皮　炙甘草　炮姜

廿一　中下陽氣虛衰，水之氣先化，公議前法參用，以冀起色。

烏梅湯　去杜仲　加附　桂　二陳　參須

廿二　溫補之下，陽氣稍充，所懷蓄積水不少，無可盈科以行之患，不可不為之計。

烏梅湯　附子理中湯　日數出　控涎丹二錢　伏姜湯下

廿三　調治積水之方，加入滲濕和利以便之品。

附子理中湯　烏梅湯　二陳　控涎丹　五穀虫　赤豆　萆薢

廿五　通陽泄濁壯水制火兼而行之

六君子湯　熟地　附　桂　赤豆　萆薢　控涎丹　九香虫　车前

廿六　少腹之拘急小便之不利比之前日已和惟中宮水飲不化肝經之陰火未平宗仲聖治肝先實脾之旨佐以芳香悅脾之品

香砂六君子　加九香虫　乾姜　每日服八味丸用秋石煎湯送下

廿七　經云治肝先實脾今當加以治肝為主

香砂六君子　加肉桂　乾姜　烏九香虫

廿八　治脾之後繼以治肝肝之著皆以此法自云安適也毋庸更張　同前方

廿九 得食時脘腹作脹，從之脾胃陽虛，失其運化之常，所使運化飲水又從上溢，此心下續堅滿之所由來也，擬仍脈法進而從陽以治之

附子理中　二陳　九香蟲　砂仁　補骨脂　資生丸　熟地　核桃肉

三十 冰飲見證，本以溫藥和之，故曰苓桂朮甘湯主之，腎氣丸亦主之，內外治法兼而足之，在所必施，所慮飲食不能運化，中宮之脾陽困頓，不能不防及者也

附子理中湯　加　桂枝　雲苓　白芍　熟地　九香蟲

八月朔 前案中所言飲食不能運化，中宮之脾陽困頓，昨日果然之飲食藥物皆能停常食作脹作疼，權且消補兼施，然以舟服正方

六君子湯　加　查炭　麥芽　朴　雞金

又三　滋養腎肝溫補脾胃以使兩得其和則妙

附桂八味湯　理中湯　加　炙　白芍　竹瀝

又四　許學士神朮丸　尚治裡飲囊以絕病根

茅山蒼朮一斤　糯米泔浸陳壁土炒

右爲細末用黑芝麻五錢研爛量取山東肥黑棗五十爛去皮核搗和爲丸如梧子大

服後氣分不和滯于中焦不能歸入氣海熏蒸水飲之邪未免逗留之患將來

通陽降氣之品合入前方

附桂八味　理中　炙　陳　九蒸　沉香　竹瀝

又五　氣分漸和水飲爲這囊中之積者已效擬用肝腎兩虛不能運化飲食以致仍從服法　方同前

又八

剛溫之劑二十效，少腹猶急，小便不利等症，原屬以效，尚不外過此。劑去脘中時脹時疼，
大便或溏或結，飲食不思口味，兩脇部分不和，脈象隱隱浮虛，兩足易腫，腿膝痿弱，腎氣衰，脾
陽未運，未免受木之剋，當以中宮為治，實土法也。肝腎之柔溫必不可少

高麗參　九香蟲　於朮　肉果　炮薑　炙陳　杞菟　苓　歸身　白芍　益智仁

又九

胃氣已得方向，立安屬論，奚惟水飲不能談，木土處不能升，太鬱濟而欲逆於逆此論
以脘中脹通某之改去，時大時小，忍聚忽散，飲食不思口味等症，從而和之為是也

黑逍遙散　高麗參　陳　另服安胃烏梅丸

又十

脈進條達，肝木苦辛酸熱以理中，脈得神色俱屬安好，進守三四日何如　方照前

十一

脩擬和中養肝佐以化飲方　六君子湯　歸芍　姜棗

肝氣之和和於逍遥，痰飲之化化于枳术一方，合芍之，乃大归源，并急其病去过半矣。益火之源以分自宜，養肝化飲，然肝之氣不調，飲之根未拔，加意理之自劑亦不可少，間加木香、砂仁。

曾六君理脾与胃，原屬於道而中佳矣，詎（?）知不能循於飲，更不能御肝邪，將治中陽之法佐之。

香砂六君子 归 芍 乾姜 麦

迫上 脉症皆有向和之意，芍才的对，可知再守之。方合芍

大會陽虚之体，患意易侵，於頗脹，脉象紧數，欲去其寒不能兼去肝邪積飲，惟苓桂术甘湯既可以平肝化飲，更可以逐外寒，一舉而三法備焉，未知合芍才是否。

苓桂术甘湯 加 党参 半 陈 皮 归身 白芍 乌附 炮姜 砂仁 姜 枣

二十 新寒已化，飲邪積中，肝木容易乘之，脾胃皆虚也，補養脾胃兼理肝邪。香砂六君 乌梅 归 芍 炮姜 姜 枣

廿三日　中陽內弱，穀氣留，各宿教不化，水飲上泛，中宮擾亂，依痰當眩，又兼氣逆，同議溫中燥濕法。

党參　二錢　冬朮　參　只貢　陳皮　乾姜　文　炙草

廿四日　宿教不化，（難）新教難消，飲食之餘，脘暖氣滯，少降，效并培養中宮為妙。

六君子　二錢　乾姜　茯苓　牛膝　松子

廿七　飲食漸次，氣色亦佳，託慷於脘中痞脹，時盛時衰，殘水頻頻上逆，肝脾腎三陰交虛，秋分大節

將交，加意調補。

烏歸　麗參　乾姜　二錢　丁香　文　陳皮

九月朔　脘中痞脹，盛衰不常，惟秋分大節，心中溫溫液液，將養血之品合入理中湯內。

理中湯　黑逍遙散

初三　水穀于下，氣逆于上，飲積于中，胃不和，斯臥不安，而納穀依時，進守常法，參入和胃。

理中湯　熟地　歸　芍　文　秫米　甘瀾水煎

曹加瑛 案

膀胱不能分清，更使脾易不運，將化氣法加入 肉桂 白雲苓

初七 脉息弓神納穀尚脹，氣分未和，補不足也 六君子湯 熟地 归当 秫米 龍眼肉

霞請日 党参 川貝 蒼朮 白芍 熟地 二冬 归身 菟絲 巴戟 肉桂 杞子 仙靈脾 薇露

初十 氣分不和，易壯難降，先調潤補，惟燥氣加臨肺金，或者自然咽喉不利，法当兼理

黨參 熟地 麦冬 川貝 归身 白芍 肉桂 甘草 陈皮 蒼朮 杞露

述 日來諸恙向安，而中宮之氣分不和，少腹拘急，仍然脹逆，夜不安寐，納穀漸運，肝脾氣虛

兩日陰陽並调，宜宗前方 前方加 山藥 蔓同 遠志 棗仁

十九 此症肝病既而非逆，拟氣又欲泄濁，腎精且虧，氣凝于中，脹痛安定，脈形虛滑，宜神補

養而已 黑归脾湯去木香 加天冬 山藥 杞菟 蓯蓉 戟肉

函　高麗參　茯苓　炒术　菟絲　天冬　熟地　归身　杞子　枣仁　山藥　車前　丹皮　米仁　扁豆

是七　飲蓄于脾，諸積于胃，脘腹脹脹之所由來也。同議運中理氣。

以資　枳术　文係　參　佛手露

十月初三　閲病原并曹先生及近日切方案，診進藥石，當已不詳細審察。歇是少陰内有太陰脾土失健，診進水穀，長以運化精微，遏精得瘦停滯，釀飲結成瘕聚，但要氣道。此診以脘腹悶或疼或脹，或癥或痛，時大時小，變幻不一，雖擾莫制也。其巳午未時三界作甚，蓋以一日分四時，恰在火土之令，正陽氣生旺之際也。治法自宜培養中宮以扶生氣，俾土實運健，水陽旺，自能徹飲矣。至于下焦腎陽已不無耗，八味丸之益火之原，以消陰翳，亦不可少，故謹擬一方而理脾元

党参四兩 茯苓二兩 半夏一兩半 山藥二兩 於术二兩 橘紅一兩 甘草一兩 杞子二兩 米仁二兩 益智八分

菟絲二兩 蓮肉二兩 白芍一兩半 芡實二兩

右藥如法炮製配成兩料用一料為末一料熬自然膏將合前藥末合搗為丸每日

臨臥服三錢

医门精粹

醫門精萃第三卷

葉天士先生方案目錄

春温
暑疫
冬温
瘧疾
痢疾
泄瀉
痰飲喘咳水腫

黃疸

癰瘍痔漏

痘疹

南陽葉天士先生案 卷上

春溫

風溫不解早涼晚熱口渴舌紅熱邪未逮陰液已衰胃汁耗竭不知飢宜生津和陽以甦胃

黄芩　白芍　生蒿　鱉甲　烏梅　橘紅

溫邪內陷伏潮熱自利暮甚于晝者屬乎陰氣淺也仲景於春三月溫病內應肝膽例以黃芩湯爲主　注春溫正治春屬風木內應肝膽故上升爲嘔下注爲自利

芩　白芍　淡竹葉　木通　杏　甘草

溫邪深入咽阻心中熱悶自利三焦皆病恐熱深欲厥

参 白芍 川連 烏梅 淡竹茹 杏仁

風温不解肺氣不利寒熱汗出吐血更兼惱怒肝逆内外兩因之病為左右立法 詮即升降法也

鬱金 杏 鈎藤 丹皮 黑梔皮 瓜蔞皮 生米仁 芦根汁

風温入肺〻氣失降鬱蒸熱聚咳痰臥不安靜高年積勞之證最宜甘寒清燥所謂風温得潤而降

南沙参 麦冬 甜杏仁 玉竹 桑葉 竹茹 甘蔗汁 梨汁

左脉空搏陽不潜伏欬吐涎沫

生地炭 麦冬 阿膠 炙草 雞子黄 生白芍

燥上不能即當固下此陰陽之機溫邪奪耗其液也

風溫陽逆嘔噫

杷葉　金斛　苓　沙參　桑葉　杏仁

交冬內熱溫邪爲逆爲嘔

藿梗　苓　桑葉　杏仁　橘紅　厚朴

溫邪嘔逆　風邪溫入肺爲經乘胃嘔逆爲重

苓　苓　花　鬱　鉤勾　川斛　廣皮白

風溫身熱陰弱則暮甚只掌清涇易安

蘇梗　苓　杏　象貝　白沙參　淡竹葉

陰虛風溫咳嗽

沙参　玉竹　桑　甘草　炒麦冬　生扁豆

脉大咽乾瘦弱咳甚食下腹悶此風溫日久勞倦内熱津燥液傷也

玉竹　麦冬　桑葉　生草　白沙参　甜杏仁　蔗汁　梨汁

風溫入肺咳嗽脉堅搏夜卧汗出陰分先虧兼多失血大忌发散苦辛逆温邪當甘潤而解治

玉竹　沙参　桑葉　杏仁　甘草　麦冬　元米湯煎

肺痺脘中及腹痛自利遠叔是風溫邪熱搏諸氣失于宣降擬用手太陰法以淡滲化濕小便利可安

枯芩　蔞皮　鬱金　吉更　栗蒌　橘紅　杏仁　蘆根

風溫挾熱誤汗表疏形氣自汗先進建中法以和營衛繼進参

参補劑則表裏平和自然安逸

桂枝　白芍　甘草　飴糖　生姜　大棗

脉進建中法因形氣汗減去和陽護營今進金匱麦冬以甦津液得

胃陰稍振然以緩商進補庶幾妥洽不致偏勝之弊

北沙参　炒麦冬　生白芍　生草　梨汁　蔗汁

温邪勞倦經月不復津虧内熱無寐

北沙参　炒麦冬　知母　石斛　杏仁　生草

風溫入肺，肺氣失降，氣攻上焦清空之地，發散以犯溫邪，劫津故口渴，氣逆不已，腹痛而嘔，胃絡受傷矣。

桑葉　杏仁　象貝　馬勃　蔓荊子　牛蒡

面浮咽痛，溫邪未解，姑以苦辛泄降。

桑葉　連翹　白沙參　牛蒡　通草　滑石

背寒腹熱，發于晡時，夜臥必多驚惕，食入欲嘔，此肝陰久虛，陽獨上灼，風溫乃是客氣，必延臟為本虛矣。

桂支　苓　白芍　牡蠣　烏梅　大棗

冬月熱伏于裏，春令風溫入肺，引動舊時伏熱，營衛流行，邪干怫鬱遂致寒熱四十餘日形神消瘦入夜着枕便咳經云不得卧卧則喘煩乃肺氣之逆也幼稚陽常有餘陰常不足故晝輕夜重病在風溫手太陰肺上焦至高之所若清疏消食苦寒通便方藥皆徒傷腸胃未明恰當至理倘氣閉竅塞慢驚亦是久延元傷藥難挽理久而失治肺液日枯氣失清降又熏肺脹喘促議葦莖湯宣通氣血以祛伏邪之意

蘆根　東瓜子　米仁　單桃仁　千金葦莖湯

心營肺衛為溫邪留伏氣血流行與邪相遇搏激遂有寒熱咳嗆之狀今形神羸瘦久延經月遠則恐欬成驚再延必致兒勞多進苦

藥消削胃口又慮敗倒急清蒸熱以通營衛使邪無容留之地與熱
可冀其止至于痰嗽必得胃口之旺而肺自全要非藥餌強執之
說也　桂枝白虎湯

風溫不解頓嗽嘔吐宜澹滲以利熱清胃
米仁　滑石　桑葉　象貝　杏仁　通草　芦根

溫邪上混頭痛氣喘治在手太陰況客瘦熱素酸苦降均宜
翹　花粉　苓　杏　橘紅　白芍　枳寔汁　欝金汁

風溫上熱化燥治在氣分
桑葉　沙參　玉竹　杏仁　甘蔗汁

風溫外瘧煩倦乃內熱水虧

犀角　生地　白芍　丹皮　知母　澤瀉

風溫入太陰氣鬱熱聚咳喘口渴營衛失調周身掣痛脈右搏防失血

蘇梗　杏　桑葉　杷皮　鬱金　米仁

溫邪逼入厥陰陽津被劫舌卷囊縮神識昏冒發為剛痓撤〔救〕逆法

桂枝　蜀漆　龍骨　牡蠣　白芍　炙艸

溫邪久伏腹痛利積口渴亦下陷虧損不司約束以致熱入腸胃議芩芍湯治之

苓　白芍　朴　藿香　查肉　木通

溫邪利水胃逆嘔吐

茹　杏　桑葉　木通　苓　淡竹葉

積勞飢飽驚恐全是內傷當其仲大氣發泄胸痛足冷已現下虛本病辛散苦降陰陽并傷致自利口渴神呆不語脈細促容晦暗少陰真氣全損已昏譫厥脫之象非忽視之證也

熟地炭　當歸炭　龍骨　牡蠣　炙草

左脈堅數也舌暗不語渴飲微滄微吃此溫邪內伏少陰水虧液燥熱氣上冒乃中厥之象六旬年最怕面赤神昏為衰脫之

生地　天冬　知母　川斛　菖蒲　遠志　梨汁　蔗汁

久虛勞損幾年不復當春深陽氣發泄温邪乘虛入陰陰熱汗出不納穀脘中痞悶不舒胃之氣逆似脹咳痰病屬險篤恐難萬全

人參　茯神　茯苓　赭石　木瓜　粳米

夏暑　附濕温時疫

本係勞倦氣虛之體當此暴熱熱從口鼻而受竟走中道經云氣虛身熱得之傷暑暑熱蒸迫胃津日耗陽升不寐喘促口乾前板齒燥刻欲昏冒矣甘寒生津益氣一定之理

人參　石羔　知母　粳米　甘艸　竹葉　麦冬

古人以痙暑濕列于一門皆暑月病不与感冒同法認熱藥在裏筋急牽强爲取酸苦洩降和陽兼柔其痙筋熱犯當從取議

黄連　烏梅　木瓜　參　白芍

長夏脾胃主乎氣候暑濕氣自口入膜原以入中宮脾胃受困正氣已餒勉進飲食氣机呆鈍洩濁失職擎過于中少火皆爲壯火欲嘔不飢心中熱思冷飲坐起即頭旋欲暈形骸疲倦無力皆壯火食氣内風擾旋之象藥餌效与不效在醫而平居調護工夫須自爲珍惜其急小愈病加之累屢經反復再無復元之日古人因病損真生氣不來深慮及此

人參　川連　生白芍　薑汁　烏梅　枳實汁　醋炒半夏

暑熱由中而受不可表散

藿梗　芩　橘紅　杏　木瓜　薏仁　絲瓜葉

暑熱消爍胃汁口渴不飢以制木和胃

麦冬　橘紅　白芍　烏梅　半麯　省頭草

暑風初脹口渴身熱嘔瘦脉弦防瘧

香薷　藿梗　橘紅　杏　花粉　川貝

暑風未変成瘧欲嘔脘痺氣喘乃上焦受病正恐久延宜於發散消導更通大便之症此乃口鼻受氣与風邪停食不相伴者

蘇梗　花粉　苓　朴　蔻杏仁

暑邪在上清空諸竅熱瘡咳痰氣促當清肺熱

苓　杏　鬱　川貝　竹葉　翹

潮熱煩渴欲得冷飲暑燥津液故發疹啓瘡不足以洩邪理進退

氣熱通營衛

桂枝　石羔　知母　粳米　甘草　麥冬

熱傷肺氣煩渴便閉但暑病忌下尚宜甘寒生津緩

王先生裁教

竹葉　石羔　人參　甘草　麥冬　粳米　玉竹

氣熱劫津煩渴安寐以藏此虛象也況欬嗽百日肺虛大氣此益氣生
津涼不可少勿以拘宿始未下致因循也
人參　麦冬　木瓜　麦芽　捲心竹葉
暑熱傷氣形神日萎汗泄以煩倦氣浮面腫夏月正在氣泄當治以天
人參　麦冬　朮　麦芽　煨葛根　川連　川柏　五味子　澤瀉
暑風不解身痛熱渴而嘔水結之象
藿香　朴　橘紅　杏　木瓜　薏仁　文　花粉
暑風襲氣熱促
芩　通艸　橘紅　杏　絲瓜葉　益元散

泄熱耳聾汗出神識昏冒脉細數下垂入尺壯年熱病脉神若是
之衰怕其昏厥在邇以上實下虛故也擬復脉法此復脉一名炙甘草湯此方去桂薑加蔗
人參　阿膠　麥冬　甘草　麻仁　大棗　蔗汁
脉右弦中痞暑邪入裏三焦俱病況發汗以熱不解其病不在表
可知矣進苦勝于辛芳法
芩　草菓　金斛　花粉　杏　桔　廣皮白
痧不明透火鬱于肺肺脹則喘口渴頻煩熱邪在上況發厥尤慮驚厄
邪熱氣辛寒解利鬱熱從內經文至以為病暑似
苑　石羔　芩　梔　蒡　杏　木通　蘆根　翹

頭脹脘悶微痛渴喜飲水下咽即嘔煩熱無寐大便微溏不爽此暑熱
從口鼻而入竟走三焦清濁均阻營衛不行是以發散消導毫無取效
徒令劫爍胃汁所以嘔煩不已法宜甘降和陽方

苓　花粉　半夏　橘紅　杏　蔻　薏仁　鬱金汁　只實汁

暑熱久日深入血中所以血熱但身涼頃診脉弦左搏進日嘔逆胃受氣
戕而發散飢消久是劫耗胃汁之物幾日傷觸焉足霍然之理意者
變癥或旬日不曉飢餓竟足諧也

蔻　杏　花粉　鬱汁　犀角　丹皮　橘紅　半夏

熱深日久至于動血血屬陰象主乎養胎邪熱乘襲胎元難固此變病

已諸況嘔吐最易傷胎，脘痞溺熱為病證，若徒攻病置胎氣于不理能也

芩 白芍 連 烏梅 知母 只實汁

脈左數下垂，熱入血中，恐胎元難保，暮夜熱煩無寐，亦是陰傷，太僕經云寒之不寒，是無水也，當益其陰以配血，又來應臟辛耗散之劑，依苦寒佐以鹹寒為法

芩 白芍 川連 知母 元參 人中白

脈形細小搏數，舌刺肌燥，津液告涸，嘔逆煩惋，食粥乃定，胃氣已虛，虛已變證，清熱安胎為主，而養胃兼之

黃連 知母 茯 元參 麥冬 條芩

心中熱口生刺暮夜煩燥覺熱嘔逆觸動少腹一團熱燃墜傷胎元未
能穩保頻頻叮嚀主家視參如意奈何與王先生再議他法

生地炭　天冬　知母　阿膠　茯神　川斛

陰虧之體設遇夏氣泄越元氣受傷神倦不耐煩勞復因暑邪竊踞
中宮遂知胃不知飢口不知味或貫心或遶臍腹鳴微痛豈非病在中
焦久延三焦俱困恐已瘧疾之累宜安胎調攝旬日可安進溫胆法治之

芪　烏梅　半麯　廣皮　金斛　木瓜　樹

煩渴耳鳴但熱不寒微嘔胸滿痞脹此暑熱由口鼻入三焦受濁營
衛不通瘧不成疾日期半月熱深入陰防其瘈瘲發厥

桂枝　石羔　知母　甘草　粳米

胃暑伏熱引飲过多脾胃既受泛濕陽氣抑鬱不主旋轉遂痞悶欲嘔古人以大順散温中下氣為佳

杏　苓　文　炙草　桂心　乾姜

脉形略起擬之短濇進温中下氣似乎拘攣欲動知陽微氣結已形非真食滯室着之物愚見不用寒涼犯胃以肥人之病慮虛其陽矧交月陰氣在裏裡之已被便是濁陰内經云諸痛為寒内客今暑熱交迫理然外寒然口食冷茶瓜菓此冰寒入脘未能為熱素因脾胃陽弱所致津液不運自已煩渴再驗色未必定以是熱但以辛香開氣分

可以醒陽可以宣濁上下分布病机自減高明操取如何
朴　文　杏　薏仁　叁　欝金汁
病勢稍減矣
金鈴子　呉萸　叁　半文　桂枝
病減六七胃中濁氣未旋津液未肯分布故口渴喜飲豈是實火
当以梅餅甦胃生津午後進四磨一次
人參汁　欝金汁　桔更汁　烏葯汁
陽虚體豐夏熱耗氣胃弱不納之飢此九竅不和都胃病矣法当鎮
逆理中畧佐苦降以胃为陽土氣下为順也

人参汁　代赭石　乾姜　苓　黄連　白芍

脉微陰濁上僭与真武湯治之

人参　附子　苓　白芍　生姜

真武法兩日脘中似乎飢意为陽微結痞無疑陰濁得泻即當温

養太陰使脾陽鼓動健運與其納穀安然用治中法

人参　茯苓　干姜　炙芰白　木瓜　益智仁

痢为熱鬱之氣必由口鼻留着中焦濁氣阻撓升降所以痛墜而難刺

泄之营衛流行而痛減究竟裏熱尚未全清六腑由少腹以通为用之

旨煩躁哭泣都令身氣只升無降後有腹痛身熱均属陽逆法當

酸苦之劑以泄其熱苟調理不周長文久痛爲積利戕胃衰爲蚘歟此
不專科者未易曉也

川楝　白芍　芩　烏梅　查炭　川連

邪熱未清病勢依然

竹茹　芩　六一散　生白芍　先用椒梅湯涼服

癉瘧陽氣獨發陰傷不及汗也

青蒿　芩　知母　白芍　丹皮　查肉

表熱勢和腹痛瀉下白積明是濕熱內侵腸胃真氣不致宣暢診
乃脈堅搏睡臥露睛神已先怯雖年久延患已成搐之變既微之脈

嘆胃氣不弱議酸苦洩熱之中佐以補正為治餘高明醍諸裁之

烏梅　白芍　川連　炒查　藿尖　人參

暑夜神昏邪在陰中血分腸中溏痛是氣滯血滯之意未必悉指為食滯拙擬酸苦者亦非泄血中之熱約之使裏參以補正查以宣血暑熱正用之法前代諸賢達彙集暑門申明熱由中道而傷氣胃受辛散苦藥必濟以酸味生津醒胃旨哉當傚其法勿惑

人參　烏梅　黃連　白芍　桂支　牡蠣

久瘧之體客氣易刅於裏　近因暑熱鑠氣比閙中宮不和升降失節宜先進六和湯

上芪　懷藥　川斷　杜仲　建蓮　芡實

濕熱下墜有似陽邪診得脈空大自利不渴舌上粉苔形枯色槁豈是實症議勞倦挾濕從脾胃病治

人參　苓　益智　廣皮白　炮姜　澤瀉

脈左搏右緩交炼熱氣從口鼻入由膜原分布脈絡是時水穀腥膻助熱聚濕經謂濕勝則脹熱爍則痛所患著右脈及左此病久則邪深入于血分矣經云陽明之脈束筋骨以利機關今膝痛夜劇便秘未囊耳有渴飲古稱九竅不和多屬胃病水穀氣內並暑濕氣分傷內分於搏痺而不通當用苦辛寒以宣之宗河間法以俟倫政

滑石　石羔　寒水石　杏　防己　萆薢用晚蚕沙另煎湯代水

脈形泥炭氣喘咳嗆脘悶肢冷渴熱汗出昏緩少頃復熱病九日不解口乾自利此濕邪内勝爲熱三焦遏夏伏至霜降而發其病爲重

茵蔯　川朴　苓　夏　杏　通艸　艸菓　鮮菖蒲

夏令伏邪至秋深而發發汗不解繼又泄瀉此伏裏之證與暴感不仝所以表散和解不能見效病有四旬脈細搏數面色削奪裏熱口渴舌白病中遺泄此久延並陰陽失守苦藥燥損津液日枯因熱致病臣不以河間三時法叫分三焦以逐邪昧於從事閒節養晒習宜乎淹淹不已若亦急爲調治久延虛弱正古人所謂因病致損也慎之

米炒麦冬　捲竹葉　烏梅　白芍　生地　炒丹皮

陰陽兩竭病傷熱邪深入至陰陰液涸盡遂蹶乱不已已屬至危思從前諸藥發散消導苦寒辛燥都令劫爍陰陽仲景云凡元氣已傷而病不減可與甘藥做此治之　炙甘草湯

少陰中暑陰液已涸舌痿形縮齒板燥煩躁多日食瓜腸瀉大下此陰不主收攝矣證屬大危難以圖治勉議竹葉地黃湯

生地炭　丹皮　麦冬　苓　山藥　白芍　澤瀉　竹葉

夏令伏熱至秋而發即仲景陰氣先傷陽氣獨發之謂也右脉搏數胃汁受戕皆是厚味進甘藥養胃內熱自罷

搽竹茹　生白芍　烏梅　知母　大麦　麦冬

此湿温也湿着関節为痛湿阻氣逐为瘧倘湿留腸胃为下利湿蒸以裡熱化火是以畏見日光積勞陽氣大傷腸風營陰耗損體虚而熏以淫之邪頓为至症大旨以陽明厥陰为主治

淡烏梅　川楝皮　塊苓　文　廣皮白　白芍　枯芩　黄柏

疫邪三焦焦受營衛失度體虚防厥

犀角　元參　連翹　銀花　川貝　鮮菖蒲

熱邪深入为厥陽氣上冒神昏病經數日已入血分况臍堅端乎仰景云厥應下之利不止者死凡厥甚皆通陰均視之下不必硝黄然又为

下也　方未書

熱入厥陰暮夜更劇舌本強有聲無音為難治之痙病

羚羊　銀花　鈎鈎　丹皮　生地　連翹

脉短無神並不口渴思飲與食欲嘔欲噦下利淡水八日來身熱汗出不解時時譫語防其昏厥痙瘛以濕熱深陷入裏議用桂苓甘露飲

苓　豬苓　澤瀉　滑石　杏　川朴　木瓜　益智

熱渴既減小溲不利多因熱久陰傷津液暗虧況苦寒化燥其理甚明

又至已交陰不肯復老年恐其變病

生地　丹皮　山藥　苓　澤瀉　白芍　車前　牛膝

熱々邪雖去胃汁不復故不知飢三時病最多熱痰議用導赤散以通腑
中餘熱々再進二賢散以消脘中熱痰
生地 生草 滑石 淡竹葉 辰砂
火灼治以鹹苦而發今餘熱劫津口舌瘡蝕乃熱蘊于內當以甘寒佐以解毒
芦根 元參 知母 銀花 麦冬 甘草 綠豆殼
熱々病屬經久延交大寒不食不知飢不欲食腸枯便滴不寐寢食交
瘦胃傷使然兼因苦辛劫津也
生白芍 大麦冬 烏梅 冰糖
陰虛熱伏半月不解舌絳唇紫呼吸不利溺短赤便秘滴此皆辛散苦藥

劫炙津液况兼桂瀉下泄熱氣已深入至陰之界豈區區之法所爲治哉

生地　阿膠　麦冬　麻仁　炙草　蔗漿　鷄子黄

交秋内伏暑濕皆是陰邪久瘧泄瀉致痞滿形寒脉小當温中理陽矣以達濕治瘧

薏苡仁　五茄皮　苓　生白术　猪苓　蔦肉桂

暑熱氣蒸身熱汗滿不已皆時邪也治宜達散分利

竹葉　連翹　参　木通　查炭　牛蒡

舌白灰刺肢痙牽掣神識少慧此痰濁之蔽諸竅邪欲閉宜開但久延

胃氣已衰辟穢須經輔以養胃

人参　麦冬　炙　粳米　鲜石菖蒲汁

冬温

先因冬温真武氣發泄継而驟冷氣弱不收此温邪入肺为咳肺失降也經曰右降之氣肺主之而冬令温暖失藏水源自乏無以生木肝为風藏氣升叫内風鼓動乘胃入膈冲咽上巔陽明中虚其脉不立束筋骨利關節之用暗風爍液右肢腫痛不舉經言風勝为腫也經以衝氣急如血液大耗所以空動之化虚風由是而起風而曰虚明非辛散寒偏剂矣是身中左升之氣都屬肝也夫人身左右陰陽之道路條升條降左右傾欹不以陰陽造偏为理明茫無頭緒矣

桑葉　胡麻　杏　羚角　沙参　玉竹　梨蔗汁

今年冬温不藏平昔背足疲咳久矣當此失納温邪深入宿飲氣火上逆堵塞清道不寐喘急之來肺不司降也擬仲景越婢大意然肘腎也見不合存之參攷可也

桂枝　石羔　杏　米仁　塊苓　白芍

冬温喘咳胃獸窒塞

桑葉　杏　象貝　紫菀　石羔　姜皮　翹　沙參

冬温侵上為欬

薄荷　桑葉　沙參　象貝　杏　川斛　元米湯煎

陰虚不藏冬温欬喘氣疲

桑葉　沙参　象貝　杏　石羔　甘艸　元米湯煎

冬温水虧上焦熱熾

生地　丹皮　山藥　苓　澤瀉　白芍　小麦　雞子黄

温邪暮熱由于陰虚陽浮熱解無汗不欲飲水豈自陽經為病冬令失藏法從肝腎論治

阿膠　小麦　生地炭　生白芍　炙黑甘艸　炒麦冬

容色稍奪脉形弦細不知飢不欲食刺走不為熱而自云熱並不渴飲間已寒慄之狀此營衛不振當治中焦

人参　苓　乾姜　木瓜　益智　白芍

着左卧痛甚氣閉陽明氣未全降宜補土降逆

人参　茯苓　旋覆　代赭　生白芍　南棗肉

藏真下虛陽逆上冒胃不知飢齒根突腫巔頂麻痺素必尋過驟难温補況冬令失藏熱邪易入姑撤陞劑酸苦泄結術降俾歛陰陽明稍和另為損益調理

参　牡蠣　川斛　茯皮　山查　木瓜

冬溫失藏肝木又泄陽明脉虛血海不拗朔而經下乃體不足用太过之象法當辛酸苦劑而和肝之陰陽勿苦降之泄不但妨胃更劫耗矣

茯神　炙艸　柏仁　白芍　枸杞　桂圓肉

陰虚温邪内侵形神消爍瘦食亦寢臥晚見熱得汗而解議用
復脉法　復脉湯去姜加芍
脉左搏右細顴赤氣喘脉夜大便及汗泄竟夕不安冬温伏熱渴陰液
陽胃之象最好變症
生地炭　炙艸　炒麦冬　生白芍　蔗漿
冬温失藏少陰水虧熱伏腎病傳肝内風挾熱爍筋遂牽掣手痿躄是陽
上擾胃神昏語言难出病名温邪變症痙厥在不治之條未可相好勉
擬鎮肝滋腎熄風
生地　青鉛　烏梅　白芍　黄柏　遠志

腎虛熱迫陰傷飢不欲食宗仲景邪少虛多深治以甘藥爲法

炙草　人參　桂枝　生地　麦冬　阿膠

瘧疾

冬月伏邪至春發爲溫瘧汗出不解非新感可知脉虛先足遺泄最忌耗散真氣和止解邪爲穩

桂枝　白芍　枯芩　草菓　杏　吉

瘧邪由四末交會中焦胃獨受其侮故煩渴脘悶不飢乍日吉絳便通陰氣先傷陽邪未衰宜參苓爲和裏爲可緩木邪救胃陰

參　白芍　烏梅　蒿　丹皮　蔻仁

陰瘧脉沉微背冷脘冷食入則脘中痞滿此陽氣傷極勢深木旺必克

脾脹藥宜以理中兼理下焦毋得徒瘧治耶

桂枝　附子　人參　茯苓　生姜　大棗

瘧發經月以易生嗔怒春令內應肝膽其用太過其體尤虛所以

自覺饑怯攷仲景一月瘧未痊期血氣凝結脇中必有癥瘕名曰瘧

母者瘧邪病根也鱉甲煎丸主之使氣血流通無容留蘊矣方見金匱瘧病

陰瘧三年不愈下虛遺洩

蜀漆　鹿骨　牡蠣　桂枝　炙草　炙黃芪

陰瘧久虛

芪 人參 白朮 甘草 廣皮 升麻
柴胡 生姜 大棗 附子 當歸

温邪陰傷足熱陽亢病發日早
生地 丹皮 垷苓 澤瀉 人參 白芍 鱉甲

熱邪入肺為温瘧
桂枝 石羔 知母 甘草 粳米

温瘧舌絳而堅
青蒿 知母 鱉甲 玄 參 甘草 橘紅 丹皮

體虛温瘧當從和解發散況至傷下之劑例在救條

桂枝　苓　白芍　半曲　薏仁　橘紅　花粉　杏

邪熱々由四末以追救胃汁是以病餘不食不飢叨々汗泄當養胃生
津以俟元復

人參　麥冬　茯神　棗仁　白芍　捲竹葉

勞怯一年近日頭脹潮熱口渴乃暑邪深入為癉瘧也金匱云陰氣
先傷陽氣獨發為病不必發散消導再傷正氣但以生津和陽使營衛
和而熱自熄

鱉甲　知母　沙參　麥冬　烏梅　白芍

陰虛之體冷熱失調為瘧邪熱從重傷胃汁嘔吐但交至夏為病暑惟

宜生津和陽以安胃口勿徒消尅

知母 木瓜 橘紅 半夏 淡竹葉 金斛

津傷後瘧邪熱煩渴

桂枝 石羔 知母 甘草 粳米 花粉

脉弦而數煩渴脘痞嘔吐蛔蟲上越此胃氣已虛暑熱復入三焦渴氣乘逆況病後調養失宜本虛標實始進安胃降逆無以嘔逆復而氣道稍順再商

川連 烏梅 川椒 白芍 生薑 枳實汁 安蛔丸加減

暑熱未退胃氣已虛蛔逆中痞嘔吐涎沫是厥陰犯胃之象有欲

倒之象進安胃治之

烏梅　人參　黃柏　細辛　桂支

乾姜　當归　川椒　附子　黄連

進安胃法嘔吐稍緩夜寐神識不寧晨前寒戰是冷水此寒熱交

加陰陽受賊妄失散之形枯凝救逆法鎮攝陰陽以安其位然以

病機不藏

龍骨　牡蠣　桂支　白芍　人參　蜀漆

交寅卯而手臂皆冷脾陽失運顯以至午前復温以陽旺于日中

也故雖進稀粥脘中亦有脹痞悶議進治中陽健運中焦使肝

邪不欺侮中宮皆因瘧利之病多由脾弱也

人參一 烏梅 木瓜 益智 半夏 廣皮 炮姜 澤瀉

瘧后胃虛客氣易逆嘔吐涎沫進以養胃泄肝

人參 桂枝 生曲 橘白 烏梅 白芍 龍骨 牡蠣

脉弦遲形寒神倦乃是憂思驚恐衛外陽氣暴折陰寒不正之氣得以外襲將及痎瘧病机宜静養扶護陽氣庶外邪不致深入為害

桂枝 白芍 甘草 大棗 飴糖 當歸 牡蠣

形色脉診俱虛寒熱叔耗胃汁脘中不知飢餓二便皆覺不爽徒進清涼尅削中宮更加虛困攷古暑病凡旬日不解必當變法以甦胃汁

元虛之体恐滋變病
牡蠣　白芍　烏梅　蜀漆　桂支　大棗
病勢已衰可無變病矣
桂枝　白芍　龍骨　牡蠣　烏梅　蜀漆
脉弦口渴少陽邪熱乘胃劫津可与小柴胡湯和以解邪
小柴胡湯去半夏加白芍知母
脉左弦右數邪熱猶早渴喜熱飲此胃津日損木火尚熾生津養胃
和以逐邪
人參　麦冬　柴胡　芩　烏梅　白芍　橘紅　知母

寒熱依然藥以知中達證
生鱉甲　炒桃仁　丹皮　知母　烏梅　白芍　草果
又一方　人參　黄連　烏梅　知母　槐芩　金斛
飢飽不知大便溏泄三次寒熱犯中脾胃不和木乘純補議用
四獸飲意
人參　茯苓　炙草　廣皮　木瓜　草菓
脉虚暴熱氣衰元氣歸依為浮熱知飢甘救裏氣單瘧病後調理
兩損陰陽為主
人參　麦冬　茯神　棗仁　生地　白芍　炙草

但熱無寒欬嗽微嘔周身疼痛此为温瘧伏邪日久由肺經而發
宗仲景桂枝白虎湯治之 桂枝白虎湯
暑月遠行熱由口鼻而入犯之上中分布營衛故为寒熱瘧疾當發洩
食物清肅胃氣藥投涼解芳香或甘寒生津皆可療此者何發散以
去寒不知口鼻受熱与皮膚受寒發汗迥別治之不效律行滋補參术或
地黏膩中宫肺氣壅閉胃中津凝脏脹自上至下一身氣机不通怯怯戴人所謂
邪以補而熱盛非養寇殃良之比但病久形瘦若再为攻逐又慮正氣之要斯
故改湯为丸丸者緩也使中焦以漸漸轉運升降以宣六腑以再通
之理腑通經脈之氣無有不通者矣每日進丹溪保和丸

洗浴風邪熱營衛損用建中法 初診

人參 芪 歸身 白芍 桂枝 甘草 棗姜

陽氣發洩寒熱脈大 二診

人參 牡蠣 桂枝 白芍 龍骨 蜀漆

從来通則不痛通者非流下寫之謂也通陰通陽訓則可悦内經論痛多因氣客之脈左搏而大氣墜便不爽究是肝氣不疏法議用辛酸甘緩兩和體用 八診

小茴炒 炒當归 生白芍 另用參湯送藥進

面赤白陽脈大而空勞倦挾瘦而後化作時感也

桂支 白芍 炙艸 生姜 大棗 洋参

脉堅搏面赤舌白消渴汗出晝夜不已兩足畏冷寒熱併進此纔勞陽虛外邪易尚存虛熱稍退復進誤為加消導誤之刦津似宜和營主治

當歸 桂枝 白芍 炙艸 生姜 大棗

外感勢緩內熱勢甚此少陽木火迫劫胃汁脘中津液熱蒸變飲搆飲水過多中焦不運恐爲水結做白虎之法不泥其方以示勿大過耳

鮮竹葉 麦冬 滑石 知母 烏梅 白芍

胃為肝陽擾動衝氣上吃熱時煩燥不眠係屬裏症法當酸苦泄熱俾陽明漸和

捲竹葉　生鱉甲　知母　丹皮　烏梅　白芍　苓

胃虛熱氣上行，故覺氣衝，當養陰生津，使陽和脉靜，遠續勞乃平也。仿甘寒為耳　人參白虎湯

又診　鱉甲煎丸　乾竹茹各七粒　白湯下

又暑久瘧為痺瘧，熱勝時口心煩熱多欲，故宜味滋養，自能向愈。甘寒除熱生津為法。

沙參　麥冬　竹葉　花粉　甘草　杏仁

脉虛寒熱，食少色奪，乃又欬暑熱為瘧，久延陰傷，木火內灼熾痛

捲竹葉　炒麥冬　麥仁　木瓜　烏梅　白芍

牝瘧寒多內熱心悸
麻黄　桂枝　杏　甘艸　參　牡蠣　花粉
瘧以胃汁損傷肝陽客來必飢嘈雜用酸苦泄熱
川連　烏梅　白芍　知母　木瓜　生地
勞瘧不止肢腫氣急
麻黄　桂枝　杏　甘艸　參　牡蠣　雲母石
厥陰〻瘧不止能食
熟地　蓯蓉　龍骨　牡蠣　五味子　鹿角霜
陰瘧四月汗洩下焦腫

附子　白术　細辛　澤瀉　仍服八味丸

伏暑至深秋冬熱始瘧犯胃胃絡受傷嘔逆吐失血

茯苓　橘紅　杏　苡仁　滑石

瘧發二旬不解寒多熱少是爲牡瘧進牡蠣散

龍骨　牡蠣　蜀漆　雲母　白芍　肉桂　大棗　炙草

陰瘧發于足太陰經先進柴胡姜桂湯

柴胡　桂枝　乾姜　牡蠣　花粉　芩　甘草

産以下虛痢止爲瘧是營衛交損既色脉並虧外感補剂並進不

應由治錯亂經云陽維爲病苦寒熱

人参 桂支 當歸 吴茱 炮姜 鹿角霜

暑風入肺為癉瘧金匱謂陽氣獨發嘉言軆陰素虛而所伏熱氣日久入血室分陰虛陽冒上焦清肅（毀皆）胃陽失音和不納易痞竟伏邪未去凡昔辛辣濃味皆有厲禁犯禁例夫上實下虛有客邪留着鎮降决不穩手傚徐之才（齊梁間人）輕可去實之條分別氣血以宣之逐之

鮮荷葉汁 竹葉 連翹 犀角 元参 通草

脉如平人但熱不寒煩渴身疼時嘔仲景以桂枝白虎一法一劑知二劑已退

桂枝白虎湯

長齋有年脾胃久虛瘧由四末必犯中焦血海隸于陽明苦味辛散必傷胃系雖天癸久絕病帶藥味攝勁中血絡是為暴崩欲脫閱醫童便阿膠味鹹滑潤大便溏濁泄豈宜潤下即熟地五味補斂陰液咽陽傳脫少頃欲寫滋肽酸之藥下焦未得其益中焦先已受賊議仲景理中湯血脫已益氣之治坤土調和旋轉希冀中流砥柱倘得社知味納穀是為轉機重證之尤勿得輕視

四君子加炮薑炭

瘦咳觸外邪而發不得臥腎病為咳以夙宅必客太陽體弱內侵少陰矣若夫暑濕熱氣觸目口鼻背部病痛乃鼻竅應肺是也

太陰經受邪辛涼氣湛之藥可解以肺欲辛其象上浮氣味沉重則藥
力下走而肺邪不解然久病入冬氣節迭更熱邪久而深入氣血日被損
傷滋清如膠地複脈以鱉甲煎丸去以不勝陰虧八味氣意爲虐物熱
病於漸延損怯火升咳嗽痛上熱緩必下熱熾此則藥難投柔溫之養佐通奇脈之議

生鹿角霜　炒焦歸身　炒焦枸杞　熟地炭　垷苓　沙苑蒺藜

瘦泄下冷熱并議通攝督任之散越

鹿角霜　龜版　熟地　垷苓　補骨脂　石蓮

久瘧針挑汗出乃止經脈邪去絡脈邪留脅下遂結瘧母按之堅形高突四
年載病仍然能食便通其結聚不在腸胃藥下咽入腸入胃不效蓋絡

脉附于腑之外廓乃
生鱉甲母 穿山甲炙 各等 五靈脂烧至烟尽为度 等 辰砂水飞忌見火 等 麝香忌見火另研 少許
右藥各研净末加入阿魏一兩同搗和丸飢時服之

積勞傷陽衰寂動藏室之內損其交伏邪已深在臺圉此從陰經而來失漢之
差凡治時邪病人服之藥多溫藥助陽也致三陰而投溫補扶正所謂托邪知母
入咽既泛陽收之陽幾微不飢不食不寐陽不流行三焦困脾胃傷矣肛
墜厥陰陽氣臨難任純剛之劑
人參 鹿角 當歸 炮姜 艸菓 厚朴

痢疾

温熱内伏而為下痢腑氣失宣熱氣上灼致咳瘦溲數倣潔古芩芍之例

取酸苦廓陰以和其陽耳

吉更　芩　白芍　烏梅　炒銀花

痢頻陰傷脂液皆耗神形已見衰微稚年易實易虛伏熱亦令爍陰肛墜

裏急書證氣陷其逆陰虛不固耳倣峻甘化陰法

熟地炭　炙艸　懷藥　塊苓　石蓮　五味

下痢十三日右關前搏之實大肌表畏冷臥則神混錯夜惡夢且不欲食

喉舌乾涸脉症不符思文至以陰不克復陽欲浮越議守陰固攝以護陽根

熟地炭　雲苓　五味　江西赤石脂 米煎一半 投入炒粳米再再煎一二沸服

久痢腎虚不攝致氣味脫肛胃關不固中氣漸傷春深木旺有擾食脏脹之憂

熟地炭 當归炒 炙艸 乾姜 人参 肉桂 白芍 禹餘粮 赤石脂

下痢陰傷便血

熟地 當帰 炙艸 陳皮 山藥 升麻 柴胡 芪

利以脏風

归身炒 白芍炒 樗皮炒 粳米炒 荊芥炭 丹皮炒 銀花炒 地榆炒

利以腸風下血便溏

人参 芪 炙艸 陳皮 升麻 柴胡 蒼朮 木香 黄連

休息痢 濟生腎氣丸

紅積小溲不利

查炭 朴 栟 巢 廣皮 澤瀉 豬苓 藿梗 木瓜

先瀉以痢繼復嘔逆不思飲食此屬陰為病最是冷厥慢驚之變議以上下交征當

治其中之法

人參 煨姜 白芍 益智 廣皮 建蓮

舌乾微渴腹痛自利裏未調和陰液已損

人參 熟地 當歸 白芍 烏梅 查炭

暑邪從口鼻入由中道而致膜原故胃先不知飢而下痢也暑邪未尽中

氣先傷法當清暑理胃以下痢自緩

扁豆衣　川斛　烏梅　木瓜　冰糖　大麦

脉遲下痢腹痛喜熱飲食又下呃痞脹平昔飲酒中宮必有濕滯也

炒巢　杏　苓　橘白　白芍　枳實　澤瀉　乾荷葉

濕熱为痢向來下焦陰虚勿过燥劫陰

苓　白芍　查炭　木瓜　猪苓　澤瀉

濕在下熱在上致胃脘不和归术宜忌用

黄連　苓　烏梅　荳蔻　橘紅　白芍　查炭

伏熱下痢形神消爍臭烘昏赤腹痛奥臘已經延綿多日嘔噁不

肯納穀此为噤口良由胃虚熱壅不清神脫必驚最怕

人参　黄連　烏梅　白芍　芩　澤瀉　藿梗　查炭

高年數少氣衰暑濕在胃下痢紅白欲嘔氣逆飲食不進乃噤口痢

私經小疝古人謂痢宜和久患有疾不愈肝胆火擾熱也

黄連　芩　人参　石蓮　當归　白芍　決明　查炭

脉素中氣久虛先瀉後痢謂脾傳腎復下純血都是逆症不可忽畧

議以調血行氣疏滯理虛以質虛不堪磨耐多日耳

當归　白芍　人参　烏梅　廣皮　查炭　黄連　銀花

陰傷腹脹陽浮身熱津液竭口渴胃口弱不進穀知味一派虛象

但治脾胃瀉不能止大法益三陰以固之通陽腑以宣之

熟地炭　炒丹皮　人參　魄參　山藥　五味

痛刺已止神倦欲寐下午四肢微冷此陰傷及陽之象宜鎮陽攝陰方法

人參　熟地　遠志　龍骨　五味　附子

久瘧傷陰陰不固攝肛墜裏急頻至圊不得便與腸風臟毒痔疾頗合

議以酸甘斂陰為法但瘧係經邪勢已內陷臟腑高年當此最屬不合

人參　熟地　炙草　白芍　烏梅　芡實

瘧傷於經痢傷於臟故先痢後瘧者為輕先瘧後痢者為凶今瘧痢並行經

臟兩傷況兼胃倒不納穀食古人分傳路之條前議柔劑甘補斂陰少佐酸

泄和陽以熱邪既陷陰液告涸故耳議以禹餘糧赤石脂丸固澀手陽明之大腸

與前之徵用冷參湯與服

人參　桂枝　蜀漆　龍骨　牡蠣　炙草　大棗　晚服禹餘糧赤石脂丸

瘧痢並作經邪入裏色脉已虧不足清邪即當和血

參　白芍　烏梅　歸身　查炭　橘紅

脉濇舌絳耳聾口渴下利始水七日利減又增喘急此乃陰氣走泄陽獨上冒有昏厥之虞況腹滿溢亦是熱入陰分之徵兆徑設易易可知

生地炭　生白芍　炙草　炒丹皮　炒麦冬　小胡麻

暈厥痙瘛下利嘔逆皆久延欲脫三焦皆受戕賊無法挽救古人云上下交病當治其中連理湯治之

人参　黄连　乾姜　烏梅　白芍　茯苓

腸中濁氣不通脾陽先以自餒暮夜陽微䐜脹为甚消導苦燥傷氣

更傷陽温中佐運並以分利議治中湯意

益智仁　淡乾姜　苓　茅朮　桂心　澤瀉

陽虚利積

益智　茅朮　乾姜　附子　苓　澤瀉

久痢亡陰胃陽亦弱滋客不受甘藥倣少陰例填實陽明以治

炒粳米　赤石脂　禹餘糧　乾姜炭

久利三陰为腄

熟地　蓮肉　參　山藥　丹皮　澤泻　附子　肉桂各炒焦
久利紅積不止
熟地炭　焦當归　炙黑炙甘草　炮姜炭　川斛　參　山藥
左數堅搏熱入血分下利不爽
生地　阿膠　查炭　白芍　丹皮　白頭翁　炒銀花　黑豆皮
久瀉痢后足不傷腎藏内熱已傷及陰故燥脾均悪滚損氣收宜陰濟
中藥通腑法
熟地炭　炒查　烏梅　木瓜　川斛
久痢陰傷腎虚攝不納利不止

熟地炭 炒當歸 炙草 查肉 川斛 茯苓

久利白積濕熱不清

茅朮 黄柏 芩 澤瀉 半曲 廣皮

壯年曾失血秋月患濕下至今血積便溏此屬陰陽不肯收攝

熟地 赤石脂 湖蓮 五味 炒粳米 調入鴉片三分

丸方

熟地 赤石脂 湖蓮 五味 禹餘 山藥粉 滚水和丸

由利以腸風下血此三陰受戕幾年不痊久傷失固宜議通堵塞以熄内風

赤石脂 烏梅炭 炒粳米 炮姜炭 木瓜

久利下血不止

熟地　萸肉　參　山藥　丹皮　澤瀉　附子　禹餘　赤石脂 米飲爲丸

飢不欲食氣上冲至咽此屬肝木犯胃高年陰下利最是重症

必得安穀方有愈期

人參　白芍　乾姜　烏梅　黃連　當歸　查炭

腹痛肛墜利久不爽腸中濕熱未清腎陰由利而傷仍宜調和莫

進辛燥止澀

生地　阿膠　當歸　白芍　查炭　料豆衣

腸胃濕熱內伏近日冷熱不調肺失宣降則諸氣膹鬱致形寒

畏冷腹痛下痢先用開氣宣消（滯）分消法

桔　枳壳　當歸　麦冬　查肉

前方调肺則氣通血和肝（肝）使左升右降旋转而腸中壅遏自能止

経刻獲効矣今日脉数承漿環口紅瘰挾發宜佐清熱用芩芍湯

芩　白芍　藿梗　查肉　當歸　苡仁

濕熱去時利止燥熱侵時咳瘦此五氣勝復欲令燥氣由天而降故

上焦先受仍連氣熱為主

桑葉　芩　象貝　沙參　桑皮　通草　湖

熱利傷陰〻失上承則上燥為咳飲食不甘胃陰亦弱酒客不宜甘膩

前方若降不應已非邪熱消伏議用養胃陰即土生金意
生扁豆 炒麦冬 桑叶 玉竹 沙参 糯米
脉虛濡寒熱汗咽乾少腹微痛微痢因勞碌飲食失節中氣已
虛風木自動心中若饑藥宜甘緩熄風
炙草 白芍 苓 北参 南棗
痢久肾陰傷氣不收攝肛門鍵(痛)下墜小溲不利先凝朱湯一法
人参 苓 生鹿角 炒當归 生菟絲 调入陽起石末
邪入至陰之瘧不止而下利(痢)
生於朮 生芪 防風 羌活 獨活 附子

久瀉成痢腹痛食減

生茅朮 二苓 澤瀉 肉桂 椒目

痢後瀉血小水不利以逆

熟地炭 遠志 茯苓 白芍 赤石脂 禹餘粮

脉弦虚芤久咳腸垢自利

人參 木瓜 归身 白芍炒 炮姜炭 赤石脂

形損脉垂咳嗽經月下利自減此上下交病當治其中用建中法

桂枝 白芍 甘草 生姜 大棗 飴糖

大病以飲食起居皆不如法以致邪陷入裏古稱自利以其深入陰

中州危矣　白芍　炙草　附子　枳實

利以陰傷五心煩熱稱年恐致疳病最難湯味調養交今可与清熱

肥兒丸主之

白芍　參　胡連　丹皮　澤瀉　南棗　乾荷葉

泄瀉

泄瀉食減由脾胃虛弱但屢以辛甘下損古人云腎司二便主乎閉藏又云

久瀉無不傷腎着左脈堅搏腎陰不固又攻陳泄之象先議攝固守陰法

初診　熟地炭　建蓮　茯神　芡實　菟絲　五味肉　山藥

三診　局方不二散　湖蓮肉五分　鴨肫三分　五味並搗為丸

久瀉脾腎兩敗肢冷不能運化大敵當健中宮以理脾陽摂中焦以固腎液

人參 熟地 胡蓮 白朮 五味 芡實

瀉久傷徹腹脹

桂枝 白朮 茯苓 澤瀉 豬苓 防己

陽虛右肢痿弱脾泄

人參 於朮 茯苓 甘草 麯 陳皮 歸 白芍 桂枝

虛損陰陽並傷泄瀉飲食

熟地 萸肉 山藥 茯苓 丹皮 澤瀉 附子 肉桂

久瀉下血

熟地　茱萸　山藥　參　丹皮　澤瀉　禹餘粮　赤石脂

泄瀉一年不止脾腎交虛已經色奪浮腫食入中痞久延恐致脹滿宜

早上進濟生丸午進治中法　朝服濟生腎氣丸

人參　白朮　干姜　甘草　青皮　陳皮

汗以後瀉不解非因表裏客邪初起嘔吐而瀉今噯氣尚然穢濁知平

素過愛襍食屢傷脾胃兩旬不飢为幼科中疳餌瘦羸之症乳汁甘美

慮熱化瘦再吐便及驚厥矣

胡蓮　橘白　枳實　查肉　豬苓　澤瀉

久瀉無不傷腎所謂腎司二便開竅于二陰由久不愈病乃漫延下病將

傷及中胃藏食少肝氣內妄少腹核硬已形、神消燥久傷則損皆生氣不能長養也夫損者益之內經主治但以上升提急今交交至前此藏納俱失不可曉乎

熟地炭　烏梅肉　苓　炙草　山藥　生白芍

少腹核硬勢緩瀉肛墜未減知肝陽稍和而胃陰不主收攝也故下焦胃藏之瀉與脾瀉劃然兩途久病腸滑不禁兼因濡腸中仿仲景桃花湯治

熟地炭　赤石脂　烏梅　白芍　人參　茯神　粳米　山藥

脾腎虛寒泄瀉

熟地炭　五味子　生乾姜　苓　蒼朮

瀉以神倦食減

人參　白芍　苓　甘草　陳皮　荷葉　木瓜

脉弦也于數因操持縈慮胆肝陽氣久動内風鼓爍不已乘胃攻觸也飢不能運食也至腹鳴瀉水即内經久風飧泄之説治法以補陽明之虛泄厥陰之陽以形體瘦禀乎木火而受剋悠以耗劫脂液乃

人參　木瓜　黄連　烏梅　白芍　牡蠣　苓　橘紅

眩暈吐瀉屬積勞肝風内動當補陽明泄厥陰

百蕊枸杞　赤石脂　烏梅　木瓜　炒粳米

瘧痢以脾腎虛清晨泄瀉

人參 白朮 乾姜 甘草 補骨脂 益智 菟絲 苓

中下虛肝風動易飢泄瀉

熟地 菟絲 苓 芡實 益智 杜仲 川斛 補骨脂

久瘧傷陰食泄損胃而為洞泄

金斛 橘紅 烏梅 枳實 苓 半麯 鬱金汁

黎明泄瀉 舌辣

炒菟絲 焦白朮 煨益智 炒澤瀉 茯苓 車前

腎虛泄瀉 服附桂八味丸

右脉弦遲胃脘痛至少腹得泄瀉則痛緩小溲不利中下陽衰不
主運化以膀胱腑氣失職進濟生法通府納下佐以建中理陽兼免單
脹之苦

人参 苓 菟絲 益智 乾姜 澤瀉

脉虛數上咳下泄食減形奪大忌寒涼治嗽當平補足三陰以崇
生氣若失治延綿恐成勞怯

人参 苓 熟地 山藥 胡蓮 炙草

久咳久瀉之因陰不上承燥氣上薄復咳血身熱皆失秋收之令況不知飢能
頻噫胃虛客逆暫理胃陰用金匱麦门冬湯

麦冬　半夏　人参　粳米　甘草　大枣

三診脉數

熟地炭　炙黑甘草　山藥　建蓮　牛膝炭　細川斛

霜降節脉大只搏大瀉中下失固也

人参　冬朮　茯神　炙草　於蓮　兎絲　熟地　遠志

肝腎陽虛食入以瀉乃腫脹之象春深木旺最属不宜

人参　炙草　乾姜　附子　白芍

廿年憂思抑鬱脾胃氣弱食難運化肝木风動腹痛洩瀉脂液暗傷吞酸嘈雜凡治瀉健脾皆是燥藥刦津今宜酸苦兼以養胃

冀其痛減始有救方可扶危所慮者春木方旺恐發腹滿脹病也若

人参　川连　烏梅　白芍　查炭　木瓜　苓　橘白

过飲晨溏中虛留湿乾嘔腹痛是脾胃不和陽氣上逆行於四末故四肢無力困頓矣宜暫忌酒肉使清陽旋轉中宮得健

藿梗　川朴　陈皮　草菓　苓　文

產後病起下焦肝多今右偏頭痛得緩肝也納穀則脘腹痛加以瀉而後已痛隨瀉減已見濕鬱時氣阻熱自溫升恒乃是症從脾胃治調治

生於朮　苓皮　茵蔯　木香　陈　朴　藿梗　香附汁

久痛用辛溫兩通氣血不應病已十年不時起病走由今便溏溺赤水穀酒同不運必挾濕阻氣主以分消

米仁　厚朴　猪苓　澤瀉　茵蔯　苓皮　蔻仁

痰飲喘咳水氣腫脹

脉弦沉是屬飲，飲為陰類，偏於夜分上午冲逆不得臥胃氣納穀脾失散布水濕淌淌傍漬不得循經入腑由脏为脹因脹成喘其理甚悉仲景云飲家而咳當治飲勿治咳議以表逆之劑先開足太陽為第一

桂支　白芍　干姜　五味　茯苓　米仁

飲濁上逆夜不得卧

桂支　白芍　杏　牡蠣　乾姜　五味

早服济生腎氣丸以攝下晚服牡蠣澤瀉散以驅飲　三診

濟生腎氣丸方　熟地　山藥　丹皮　附子　車前　茱萸　茯苓　澤瀉　肉桂　牛膝

牡蠣澤瀉散方　牡蠣　海藻　葶藶子　栝蔞根　澤瀉　蜀漆　商陸根

脉沉弦留飲久咳乃清陽失司旋轉涉至氣机窒塞此臟滯補陽

金匱仲景云飲家當治飲勿治咳

米仁　苓　桂支　白芍　文　杏

勞倦飲逆而咳用越婢法

麻黄 石羔 生姜 甘草 大枣

飲为陰邪至暮迯逆氣冲不得卧恐致浮腫

桂枝 芍药 乾姜 五味 甘草 米仁

懷妊八月久咳背冷脉沉氣冲不得眠此因抑鬱陽失旋轉濁凝飲結當治飲不治咳

桂枝 白芍 乾姜 五味 苓

卧則咳嗆氣逆此为飲結

糖炒石羔 米仁 杏 白芍 乾姜 五味 苓

肝鬱氣升飲逆不得卧

桂枝　白芍　煅牡蠣　川楝肉　苓　米仁

痃癖氣逆欲嘔水

黄連　吳萸　苓　白芍　烏梅

飲逆濁壅經脉不通

牡蠣　澤瀉　桂枝　花粉　防己　萆薢

通太陽鎮逆小便仍不利納食脘脹胃中不和肝濁皆宜用疏泄方

三子親養湯合四苓飲　加朴杏

經水不來先天素虧兼以鬱怒肝木失疏水欲傍潰而為腫脹難治

苓　澤瀉　米仁　萆薢　防己　牡蠣

脉虛飲泛喘咳浮腫腎氣丸以滌飲　腎氣丸

此水結聚壅遏經隧致呼吸阻為患而其声在咽底況任脉行於身前女子經行必關衝任今氣痹水蓄血亦化水為腫脹胃高腹大水性就下搏激可使过顙下竅久閉狀如甕底曷不師神禹治平之功徒熱補瀉為法宜乎久藥無功矣　十棗丸方

甘遂　芫花　大戟　大棗

冬至一陽初復驟乃肢麻火升其失藏已虧下虛月餘值亥時氣塞心痛喘塞逆成刻陰時衝逆下趨肝臟厥逆直將犯上至於此不得臥直至晨以下虛更極水積濕氣未能循腑分流停蓄滲入經脉從前厥逆肝氣肝風由然沸騰搏激似喘水東向可使过顙之喻究竟病根全在平昔抑

鬱內经驚恐明指肝肾今既失司腑氣不主宣化至陰之藏调之非易

議以肾走足太陽表中之裏與少陰陽濟分经旨認太陽司開立法

垷苓　白芍　乾姜　五味　杏　米仁

利又水腫腳肾兩傷可用車前救逆法宜温煖水藏以宣通腑氣議

進肾氣湯

腫脹囊腫小便不利而喘　四苓散加車前

水腫喘急小便不利先治上焦以肺氣使降

紫菀　葶藶　鬱金　苓　桑皮　杏　大棗

脉沉實風水浮腫四肢不得屈伸二便不利中脘喘急三焦經絡阻塞不

溺澀行宜先通膀胱經腑以足太陰司開故也

桂枝　杏　苓　防己　米仁　澤瀉　萆薢　木通

受熱傷肺肺之治節不行面部先腫逆於風水一身氣化不通腫脹漸延及

喘促喉中作水雞聲故內經云從上至下者治其上議用金匱法

石羔　麻黃　杏　朴

食後卧息頸腫漸及周身二便不爽

五皮飲去姜加葵皮　茄皮　合三子養親湯

從咳嗽繼以腫脹自上焦起乃風水皮水之證治節不行一身氣痺金匱論脈

浮初病在表經年正餒脈沉裏受傷矣議進越婢法

桂支　白芍　石羔　麻黃　杏　甘草

久咳喘不得臥

小青龍湯去支麻姜細辛加石羔米仁　糯米湯煎服

中下虛飲逆喘咳食少

朝服都氣丸加茯苓　胡桃肉　晚服外臺茯苓飲

飲邪咳逆脘中不爽　苓　桂　朮　甘　湯

暮夜氣衝咳不得臥冬溫不藏腎失收攝初用微冷之劑胃議用小建中湯

以滌飲

桂支　白芍　苓　米仁　杏　甘草　乾姜　五味

脉弦为飲年高下虚天冷真气少納氣衝为咳乃哮嗽之症最难除根天暖自却

茯苓 米仁 桂支 白芍 杏 甘草 生姜 大枣

浮腫氣喘溺短

桂枝 白芍 苓 防已 杏 米仁

勞倦濕熱下襲浮腫便溏

四苓散去白朮加生茅朮 萆薢 防已 杏 蒸柏 米仁

勞倦陽微浮腫 济生腎气丸

六腑不通濁气水湿核漬肌隧臍中水出脹端稍減二便不行脹勢遂

加濕熱火蒸絡傷便血從之斂澀恐暑濕釀成豈可概投况瘀殘仲
景腰以下腫可與牡蠣澤瀉湯
牡蠣澤瀉散去海藻 蜀漆 葶藶加桂支 防己 苓 遠志 商陸用生牡
壅逆稍降留飲未驅故口不渴仍以前法開太陽之裏
桂枝 白芍 苓 甘草 杏 文 干姜 五味
下焦陰傷素虛雪地奔走寒氣從口鼻而入肺氣受邪則上逆而
喘陽受傷則熱之汗出邪由中入表散無益宣其肺熱喘逆緩可
救
桂支 白芍 杏 苓 乾姜 五味

冷氣由呼吸而入飲泛復咳姑取其意法倣仲景飲家咳甚當治飲意

苓　杏　桂枝　白芍　乾姜　五味　米仁

風溫上鬱是冷暖侵肺使然輕剂清解忌進發散

鬱　橘紅　杏　桑葉　蘇梗　杷　象貝　蔞皮

氣逆痰聲呼吸不利仍宜清解

桑葉　杏　橘紅　鬱　菀　滑石　沙參　象貝

風溫鬱熱在上支飲氣令上逆煩渴咳涎下虛上實仍議輕剂清理

桂支　白芍　苓　米仁　石羔　甘草

面赤足冷脈沉弦細吸短已甚昏昏欲寐下焦淋帶不斷此下虛不攝

飲濁上泛咳吞止朔從來飲家咳逆當治其飲仲景謂飲家短氣倚息

以外飲屬脾用苓桂朮甘理脾陽以運行内飲屬腎進腎氣以收

攝固納　腎氣丸　淡鹽湯下

久咳氣痹水飲上泛為脹喘欬不得卧　葶藶大棗瀉肺湯

脉數形寒肢冷先以大汗淋漓ゝ不思納穀酒客陽微痰咳沫氣不

得旋踵昔肥今瘦者為飲宜理其陽用苓桂朮甘湯主之

苓桂朮甘湯

傷寒病表不解發汗以後乾嘔咳逆夜不以卧倣小青龍法

桂枝　乾姜　五味　甘艸　白芍　杏　米仁　石羔

脉小促舌黃語塞口渴喘息下利黑水此伏邪在裏當新涼雨濕而發十日未寒熱不止汗泄甚多已非暴感見症全屬裏邪久伏客氣必從熱化故外鬱之喘屬肺裏熱腎氣不納亦從喘急況胃滿微惱不思穀食欬嗆頻頻寐而不寤裏氣上逆熱迫下利何疑法以古人越婢兼小青龍合劑從太陽渴開冀腎氣緩上逆平耳

桂枝　杏　石羔　文　白芍 用白元米五合投入百沸水滿取湯煎藥

色痿脉形陽虛體質平昔喜進膏粱上焦易壅中宮少運厚味濕氣蒸痰頻頻之欬嗆但內傷失和自可薄味清肅醫用皂莢丸搜攢肺傷氣泄噴嚏不已而沉錮膠濁仍聚胃腑暮飲之餘玉屏風散止固衛六君子湯止健

脾理疫都是守剂不令宣通獨小建仓收歛以就太陽初服當緩得宣通也意乃夫太陽但補所欠通補陽明一要工夫即不得其合併精補浸痹矣且喘病之因在肺為實在腎為虛此病細診色脉是上實下虛以致耳鳴聾治下之法以壯水源熄內風為主而背次清陽少旋濁痰阻氣乃妨于食至卧時繼清肺上中二焦小剂靜守常理百日圖功至於應接世務煩勞自宜省究勿在藥餌間也

朝服丸方　熟地砂仁製　磁石煅醋淬水飛　遠志炙黑　阿膠溶之　茯苓生研
龜版去四圍炙脆　牛膝炒鹽水炙一宿　萸肉炙黑　五味炒　即阿膠和丸

卧時服丸方　白蜡另生研　茯苓又另　竹瀝下　姜汁下　即竹瀝姜汁加開水泛丸

交深秋暴冷哮喘頻嗽雖是新涼外束致病然色診脈素昔遺患乃腎虛氣少藏納況曾是失血之症議用固攝

熟地　五味　建蓮　参　胡桃肉　牡蠣

幼年哮喘是寒熱失和食味不調致飲邪聚絡所以內外感觸必喘逆氣填喘噫夜坐不得臥息晝日稍可舒展濁味稀涎必變濃痰斯病勢稍後今發于秋深冬初其飲邪陰邪乘天氣下降地中之一陽未生人身藏陽未旺所伏飲邪外涼相召而竊發矣然伏于絡脈中發散攻表滌痰逐裏溫補與邪無干久藥無效為此治法又月陰氣在內外純交火炎肺俞等穴更安靜護養百日一交秋分後護背部勿以懈弛病發之日

皆用湯藥三四日即止平昔食物尤宜謹慎再經冬暑陶鎔可無宿恙之虞

發時背冷氣急宜潤太陽逐飲用青龍法　小青龍湯

疸

氣鬱發黃

左金丸加旋花　柴胡　蘇梗　姜皮　神曲　川連

急熱致疸

生叔茅　生枳殼　柴胡　苓　陈　查　梔　木通

菀損氣血心腹皆痛發黃七情內傷并發疸久延變為單脹便难治矣

左金丸加人參　茯苓　文　白芍

頻嘔致出胆汁嗌出為黃非黃疸也今大便不通腹脹痞塞濁氣膠結六腑失宣宜用苦降

黃連　乾姜　旋伏　代赭　參　川楝肉

勞傷吐血發黃

薄荷　梔　勾　木瓜　丹皮　朴　出　陳　藿梗　益智

酒客中虛濕熱內阻經脈之氣不主流通兼長夏地中濕氣蒸升騰蒸鬱發黃雖六淫氣侵為外感而脾胃不和已屬內傷本虛標實徒以滲利溺黃自然芸之鼓直待秋涼濕熱氣衰凄黃勢減但可傷正氣未復儀容日損食少便溏不堪（挑）任勞耐煩況五旬以外陽氣

日為冬月不復即為失藏頹下奉文生長之謂議以脾腎兩治宜培先（先天腎）以（以天脾）天生氣守常鎮攝冀免單脹痞滿之變

朝服金匱腎氣丸去牛膝肉桂重用茯苓　晚服水泛澤朮丸

久病脈弦脾胃大困水穀失運氣道壅塞漸生脹滿前曾發炎都所肝脾鬱結數月内損不復長夏必致增劇方寫聊以參末議未必頓可却病

人參　茯苓　枳實　陳皮

癰瘍痔漏

年高表疎濕氣風毒侵入陽位盤踞閉塞隧道發為癰瘍中下焦

焦受因今津竭便艱氣味食減内風日熾節过半每恐氣病加之慮

進潤補法

歸身　枸杞　蓯蓉　柏仁　牛膝　麻仁

破傷失血液涸

蓯蓉　當歸　天冬　柏仁　生地　金斛

鬱熱蒸竅

沙參　麥冬　桑葉　川貝　蘆根　海石　雞子白

潰瘍未合頻進培補及晝夜微寒潮熱食物日減形神日損近日熱也

衄血口乾舌絳肉膝麻木乃大虛之体夾雜暑熱客氣諒需液潤者

厥議用復脈湯即炙甘草湯

痢瀆胱補胃陽壅遏加以暑濕熏蒸自口鼻由中道而入胃更不和嘔逆泄瀉古人謂九竅都為胃病也但胃為陽腑則燥許足久臥床褥脾困艱運和補中仍佐通泄勿使氣分呆滯為宜

人參　木瓜　烏梅　金斛　茯苓　陳皮　荷葉　澤瀉

瀆痢營損不能食便泄瀉復飽　四君子湯加當歸白芍

陰分果虛經脈已濕熱阻遏所以下焦發痢津液不得上承遂久咳不止辛以不致傷及中宮薦咳靜養圖安

丸方生地　麥冬　茯苓　米仁　炙柏　萆薢　首烏　胡麻　煉熟白蜜收

陰損已漏瘍咳逆欲嘔

炒熟地　旱草　女貞　白芍　茯神　山藥

督脈虛腰背痛神倦瘍血

早服斑龍丸加五味　晚服歸芍異功散送丸

陰傷濕熱下墜肛瘍漏精濁

生地　粳米　黃柏　知母　丹皮　澤瀉　銀花　川斛

飢食色奪肛痛遺精酸苦泄熱不應當溫陽攝陰

蓯蓉　瑣陽　熟地　龜版　黃柏　遠志　參　白芍　羊肉並膏和丸

慾勃陽升氣血紊亂逆瘡瘍潰膿已進參芪內托益氣生肌雖為已

治但中下二焦陽氣升騰肝氣震動爍筋傷絡致乏偏枯痺麻面色油光平昔大便久溏酒客中虛乏濕不受甘膩溫柔議以苦降和陽佐以熄風為法

烏梅　金斛　人參　苓　橘紅　胆星

病起冬月始於脅間胃膜凝形既經消散凡靜坐良久若皮裏膜外中有牽絆不和之狀然凝著之處必入營分血絡之中當此壯年不急氣血日舊有癥瘕累痺矣

亂髮　麝炙　全蝎　地龍　川烏頭　設藥

瘰癧不消伏邪化熱　夏枯草

海石　蛤粉　苓　橘紅　銀花　土貝　丹皮　生地　牡蠣為末水泛為丸

癱勞寒熱食減　參歸芪建中湯去糖加苓

痘疹

診後夜來大便三次午後再視雖卅也舊額準諸痘枯癟帶少凝可見日舊裏毒蒸以顧裁而出今日理進改托遲則恐乾涸塌陷

生綿芪　當歸　炙草　蚕　山甲　防風　木香汁　桑虫漿

漿已四分不肯飽[肥]充頂昨得凉藥寢食大便頗宜頂燃燈看視自云畏冷經云形寒形寒則肺損蓋見肺主一身氣化寒惡性舊安膜不營法當參芪益氣氣充漿成矣近日諸醫以毒為重吾謂氣壯毒化邪與正不並立也　次診

芪　當歸　人參　官桂　川芎　吳茱　陈皮　木香

三診　錢氏異功散　加丁香　木香

四診　回漿散　方　人參　黃芪　當歸　吳茱　參　米仁　白芍　姜　棗

四朝　汗出衛疎肌肉柔嫩氣虛症也今日猶在六日前宜和血升頂少候

形充即商内托至于保護脾胃尤不可缺

川芎　歸　製蚕　紫草　丹皮　查炭　陈皮　吳茱　雞頂血

五朝　頼有紅潤色澤得以行運漿汁而溏泄傷脾胃氣弱已見一斑矣

五行火能生土况肺金温煖氣化流行如陽春布德同旨

人參　丁香　木香　厚朴　蔻　當歸　吳茱　官桂　腹皮

六朝痧已足六，色頗鮮明，氣血已生長之機，助元化毒，兼理脾胃為主。

保元八珍湯加　木香　肉菓　川芎　薏米

保元八珍湯方　人參　熟地　炙艸　枸杞　芪　歸　川芎　山查　加姜　糯米

七朝痧行七八，其色淡白，必知氣虛不足，致此便泄，脾胃色游蒼也，即可回痂，以杜氣虛難收也。莽議錢氏異功法。

異功散　米仁

八朝痘至回痂，皮毛內應乎肺，此音低咳嗽，有自來矣。古人進清涼以助結痂，譬之秋令收藏，萬物乃登。小便頻長，者皆留毒，氾徒為虛，而云柔補為也。

鮮地骨皮　苦百合　卷　米仁　甘艸梢　淡竹叶

九朝回痂，欬嗽音低，痘熱由裏傳及肺部，氣之所並，即為熱氣熏灼，口內

脾氣未實泄瀉又犯禁忌故大便欲長豁肺氣降也經清涼解毋傷中氣

古人云痧前痘後最宜細詳

苓 米仁 甘草 苓 青皮 銀花 連翹 綠豆衣

三朝痘已大發由部細密繁冗界地不清抑且神倦躁不寧身熱疲頓

毒火時屬並至佈此血熱大險之症今日痘點雖透所謂痘雖出而毒猶

左裏大剂寒涼疏血（利濁）俊時火去神清後額頰諸痘從立分清界地乃是好處

犀角 羚羊 黃連 元參 丹皮 紫草 青皮 赤芍 木通 查

牛蒡 翹 生石羔 荷湯代水

四朝議用清火解毒活血疏通但痘繁乾燥尤不得起脹之象爲虞

黄連膏　金汁打生地汁　犀角　羚羊角　元參　紫草　丹皮
查炭　土貝　翹　銀花地丁煎湯代水
另用小雄猪尾扎血研入冰片一分不盡細絹絞渣用銀花露燉溫沖服
又診兩日來大剤連解痘粒仍然花瘢可見毒火蒙蔽氣血凝滯何疑毒不
外達徒在裏蒸搏痰涎侵咽喉逆來從与清涼痘之形色死生之至象
險矣急（毒）議以牛黄珍珠護心托利毒湯藥方法不越寒涼因絕也
川連　犀角　羚羊　金汁生地　元參　地丁　土貝　翹
丹皮　吉更　銀花煎湯代水
初六三次大便竟是藥汁乃胃中熱氣已少苦寒直從下走究竟痘形紀

痿並暑熱盲化熱之象已經洞泄貫滑潤又當酌進必以胃氣納穀希冀
維沙參兒

黃連 苓 貴 吉梗 羚羊 丹皮 紫苑 翹

七朝雖是清凝顏色呆純仍是蓄熱尚多瘀血不得宣布之象況脈仍數
泛擾痒損泄皆伏危機今日請解瘀血佐以攻托務使胃氣自能進穀穩過

十二朝方已好音

川連 苓 生地 丹皮 桑虫 製蚕 紫苑 翹 銀花 地丁 蘆根水

九朝神衰困倦夜來弄舌定牙煩不能寐寐況進穀食仍是勉強猶非全好
光是古云痊後必講寢食今陽火與痘毒上亢而陰血津液暗爍清滋必進

熱不必解攻藥兩投毒未銷化磨挨多日竟無寬濟因思內經云寒之不
寒是無水當養其陰擬此進三七扶過十二朔再商

炒熟地　天冬　茯神　川斛　麦冬　米仁

頭面皆收斂之象雖日面痂而食物不加便溺未調究竟毒化未爽止
氣先後危机仍為連進苦寒攻毒以來胃氣受戕不欲食几
思進之物皆能醒絡脾胃之性怙停為二日再議
從三時屬毒火兼盛表裏不達煩躁神昏佈瘖不爽症屬險象幸將年
已十三能耐推援庶可幸哉

大黃　牛蒡　石羔　黃芩　青皮　查炭　桃仁　紅花

滑石　连翹　方諸水

紅の時厲毒火當蔽色絡所以昏憒譫妄况痘子界地陷之夾疹血熱煩蒸已極不獨治痘先須達神毋毋議三黃解毒湯

黃連　黃芩　黃柏　石羔　滑石　梔

解五神燄類清金賴苦降之力論耳常出痘人事已曉肝中相火腎藏龍火皆從升騰少陰脈循咽挾舌厥陰脈貫膈繞咽一水不能制二火則其阻塞咽喉之陽最熾灼湧吐涎沫如漆如膠原在難治之條經云火淫于內治以苦寒佐以醎寒醎能潤下直入至陰不但痘門通套法也

黃連　黃柏　元參　生地　梔　丹皮　犀角　龍膽草　方諸水

壯土發滿回痂毒氣已洩口唇痘子未若肌表發痂必成熟膚而落此最劫

之毒最易變癬腎日便約癬鬆洗治為要

川貝　麦冬　生草　元参　知母　天冬　銀花　連翹

八

朝火毒即是血熱理用寒凉氣虚元弱不能領毒外達治宜内托二症相

反有似冰炭若云火毒便犯氣虚今週歲嬰孩頂已透發出大背部根

暈皆散八日以来不思飲食又覩嘔噁咬牙煩渴泄瀉若症全屬裏寒

毒陷若不急保脾胃温養氣血以運行漿汁必致延挨告变陳文中云

渴瀉嘔噁或腹脹或不腹脹十一味木香散主之愚强考古不敢因循苟且也

十一味木香散　方

木香　桂心　腹皮　前胡　半夏　人参　青皮　赤苓　訶子　丁香　甘草

此方有二 一方 豆蔻 白术 陈皮 川朴 大腹皮 半夏 麦芽 甘草

九朝 七味豆蔻丸研入米飲內服 一方 木香 肉蔻 砂仁 赤脂 乾姜 白礬 訶梨勒 肉

十朝 瀉止能食最是好兆但瘡痂些焉凝汁不濃毒未能盡化半月後恐有餘毒纏綿今須剤解毒脾胃尚弱未可驟進始與健脾劑求一二日即當停藥步教至初十間再議進解毒勿使告变

白术 白芍 陈皮 穀芽 苓 炙艸 米仁 澤瀉

三朝 面不撩發色猶帶伏時氣果從熱論驗形休已虧不足則下清潤須解活血六七日受補可療然痘象已敗虧險

犀角 查炭 翘 紫草 丹皮 甘艸 木通 红花 蟬蜕

四朝正痘皆發形與逢鬆色嫩皮薄是氣虛形色大著或以身夾紅點为血熱此乃時氣混入血中先早識之見端故六日前清涼活血皆解毒之法七日未助元內托乃養正之法仍以清涼輕用

犀角　羚羊角　丹皮　紫草　甘草　連翹　杏仁　紅花

製蚕　查炭　雞冠血

五朝色不光華形徧扁塌此氣血俱餒未能領毒化漿若兼涼解毒通反常方煦提氣血方是良工

川芎　归　製蚕　角針　炙草　查　紫草　吉更　雞冠血

氣虛兼涼大過脾胃受傷嘔瀉　異功散

寒戰交牙瀉清滑利不嗜粥食從六邑請至傷脾胃致毒不發化精神内怯腸中滑不自持雖参朮亦從滑下惟日陳化法急固下利

荳蔻丸

脾氣初結未可解毒涼潤

白朮炭 米仁 苓 建蓮 山藥 澤瀉 炙艸

弍診 时氣与内毒交結喘促瘧不發起宜通氣血調暢六府为法

酒大黄 滑石 青皮 炒查 桃仁 紅花 石羔 木通

三診 瘧發八九不作均匀而形色燒乾已为火象請解涼血透毒是治

犀角 羚羊角 紫艸 查炭 蒡 翹 丹皮 吉 甘艸

五朝火毒未化，咬牙咬唇，嘔噦腹膨泄瀉，解中仍宜疏瀉。

黄連　羚角　桔梗　紫草　殭蚕　炒查　翹　丹皮

廣皮　土貝　銀花湯代水

六朝火毒未央，腹膨便溏，不欲進食，此脾正虧而腸胃中濁氣不行也，議以養陰托裡疏脾滯氣之法。

川芎　歸　腹皮　廣皮　天虫　角針　朴　青皮

七朝攻毒以來，發未充頂而腹膨嘔逆，身熱，二便頗通，豈云食滯？思之脾胃間尚有熱毒蘊伏，呆滯氣机，脾滯为脹，胃逆为嘔，若不速理，延之中襍病，須防喘息、疳蝕。

黄連 茹 青皮 枳殼 橘紅 腹皮 苓 麦冬

三朝痘形不雄壯掀發是邪氣壅議進遏肌安表

牛蒡 荆芥 紅花 赤芍 查炭 陳皮 桔梗 异炎

四朝痘已發齊稠密少白顏準盤紅不綻諸部亦少光彩氣血毒盛八九朝恐其痒剝恰用升提透頂不可擅進寒凉

川芎 當歸 紫草 甘草 雞冠血

酒釀 紅花 桔梗 製蚕 炒查炭

五朝元氣痘最難起發或將今日再進升提以俟形充即商内托是補為佳

川芎 當歸 製蚕 角針 紫草 查 陳皮 吴萸 羊肉 雞冠血

六朝地閣頤頰稍稍光潤似有行漿之色奈天庭枯白形似蛇皮陽位不宜究兆善狀急急溫補氣血從中托毒進時變症補必是益

人參　黃芪　川芎　當归　陈皮　炙草　查炭　雞冠血

七朝照前方去雞冠血加鹿茸

八朝漿足乃分慎勿發痒

人參　鹿茸　炙草　木香　肉菓　芪　坎炁　归　廣皮

九朝面部清漿欲涸周身暈散腳潤洩瀉定才不必納救兩日痒也今日稍和表裏皆虛毒將固尚此刻最難收發繼進木香異功理肺安脾為妙

異功散　加木香

土
孔砂ゝ面半凝回痂肢體灰陷不榮裏中尚毒燄焉在于頭頭且必潰咬牙正氣
欲脫擬以附子理中加茯苓

四
朝身小痘多氣虛血熱今時氣未來尚宜疎解五日以便當補托稍議加無不真其成

蔘　荊芥　蚕　查　丹皮　紅花　川芎　桔　冬米

五
朝幼小痘繁元虛也舊凡起脹行漿全賴精神毒運自發熱停氣欠要通至七
八成漿神氣已經耗損故痘書云小舟重載八九風波可見元氣日薄痒塌症
象多在是期虛中夾毒聽之夾毒陰象今議用和血提頂起脹方法

川芎　归　炙芪　紫草　陈　查　蚕　木香　雞冠血

六
朝痘雖放白似具行漿之時勢可嫌頂不高鬆況又咬牙大便類下內虛之象

已見一班今急急補托使精神稍振可以送毒成膿

芪 归 川芎 炙草 木通 陈皮 製蚕 黄米

色白不能紅潤大便頻下是精神內竭足下尚走象擬進参归鹿茸湯冀其元氣稍振便可從容成功

人参 归 鹿茸 肉果 木香 訶子皮 炒廣皮

八朝漿汁不行咬牙腹痛泄瀉此正虛氣滯毒凝補托極妥恐虛不耐陈文中云渴瀉腹脹可与木香異功散以安中燥濕

人参 木香 藿梗 青皮 厚朴 炒芡實

川芎 當歸 茯苓 腹皮 丁香

六朝，肉腫瘡枯，周身形象不傷，本虛氣血不行，毒火侵外拘束，必須痘形之長顏

色潤澤，方有成漿之象。議以急表內托兩和氣血。

川連　歸　川芎　蚕　紫草　陳皮　炙草　丹皮　雞冠血

七朝，色稍潤形，尚嬌血已承載之機，氣血之煦運之力若合，可以十宣保元助氣前

氏和以六日以前遲氣虛，主今日初見漿來，氣血耗損兩日，胸訴虛癢鬧

人參　當歸　炙草　木香　川芎　查炭　酒釀

十朝，漿未充盈，枯濁粘膩，雖欲變未能理，必急護脾陽，此陳氏方法仲惮煦

用耶　丁香　肉果　厚朴　炒薏米

人參　白朮　陳皮　訶子肉　肉桂

十朝表不充滿皮毛已虧不任攻發惟宜補托

人参　黄芪　木香　炙草　肉菓　陈皮　白芍　當歸　炒黃米湯代水

七朝音啞疲瀉下利稠粘翁氏云喘急見於瀉後總是氣虛而斷嘔噁不食脾肺兩敗危如朝露矣陳氏異功散温裏托毒急救太陰藏真

人参　官桂　丁香　半夏　白朮　當歸

附子　茯苓　木香　陈皮　肉菓　厚朴

八朝內症安和仍宜調理湯

白朮　人参　丁香　木香　附子　肉桂　苓　肉菓　炒黃米湯送

二朝見點隱隱不遠之太陽背部紫斑雖經下過精神已倦難任蕩滌悶伏

之象顯然即投攻發藥石恐已倒戈之禦

防風　桃仁　牛蒡　大炎　川芎　滑石　紫草

荊芥　紅花　查炭　芹汁　青皮　桔梗

一百日嬰孩未沾穀食胃受乳汁甘美腑氣嫩薄瘧發牽動裏真已覺虛之不益藥味苦劣胃中氣弱必致嘔逆洩瀉是病未攻而正又傷矣況此瘧後宜乎和不宜推蕩一定理也粗醫邀天幸乎濟人工者議乳母代服解熱毒兼通乳汁

生地　丹皮　荊芥　查炭　漏蘆

紅花　赤芍　紫草　木通　川通草

形瘦質弱當交至氣候發瘧汗洩肌疎況暑熱傷氣五穀未形象枯羸之

光润充偉之潔色盖元氣不發也足限日期若不氣充外灌必致外剥内陷大凡治痘必須論辨此虛弱夾毒之症最难調治与実火壯盛迥別議進芎归湯和血内托以助元長

川芎　當歸　蚕　紫草　查炭　丹皮　桔梗　炙草　雞冠血

空泡遍起不肯灌漿世俗每拘氣过則泡用涼藥清其氣火夫不足之体焉能正氣足餘良由血不附氣為空壳耳　保元湯托扶氣血一定之理此症扶过十二朝後得清涼解毒合乎先補後清之旨始音可望

人參　芪　炙草　川芎　當归　陈皮　糯米

面漿七八雖曰清鄉護養可損亦可還厚成痂第胸中身背所損者难以聚漿

其他僅己空殼根暈女附況兼隱逆神煩內疵未得安靜虛中挾毒又能從補可安此益元虛氣血之中涼必参其清涼。翁朔氏痘論忌吃過補十天痘疹合乎秋冬之令文季叢溢大兵攻擊以速其腐潰至喉

人參　川連　陳安　木通　當歸　白芍　粳米

盡靜夜煩陽亢陰虛緣稟平之體風陰陽走協和清涼解毒能理肝火毒先天藏蓄之毒兆于己形之始豈可刺肝去論理壯水制陽益陰解煩做議錢仲陽之議可也

六味丸去萸肉加白芍

冬溫未解神氣未為清爽痘雖熱疵髓柔肌白是為元虛溢寒不可太過胃氣防礙自然變疵殼癢痘多疲護為要

犀角　丹皮　牛蒡　連翹　羚羊角

紫草　炒查　天虫　桔梗　雞冠血

医门精粹

3

醫門精萃第四卷

葉天士先生方案不分類

南陽葉天士先生方案不分類卷下

通下下通脘中仍結上下格拒者乃熱下寒古人用麻沸湯煮涼藥以解上濃煎溫補以治下使陽氣不脫鬱時熱自罷今倣之

黃芩　川連　只實　右三味入滾水中煮五十沸即濾

人參　附子　乾薑　並濃汁一盃和入前藥服

痞攻上觸必頃盡嘔物此胃中濁食之氣壅肝邪号以泄越得吐而解蓋木鬱達之也此番病發原自怒起其如肝厥何疑

炒黑川椒　炒小茴香　川楝子　橘核　青木香　青皮汁

虛損心熱斷乾咳嗽失血此大氣令降身中氣相反升下焦真陰不得收納

故也惟盈神靜坐使天君不動自得陰上承陽下降也地天交而成泰矣

紫肌桃肉　坎炁　糯稻鬚　北五味　白蜜

今年七月秋暑未除初病身熱頭痛是暑由上竅傷及清陽醫藥當辛涼取氣同氣相求中上之經邪自散矣如辛溫苦寒清濕滋之類雖然並投水飯內蒸氤氳不解見症仍在身半以上軀殼之間非關藏府大約能蔬食十日可解上焦之鬱

薄荷　荊芥　白芷　蔓荊　菊蒂　元參　三　薑湯代水

精傷痿躄尻髀跗脛皆如槁木不知冷熱者異黑腸枯用潤濟劑通陰中之陽病人自覺熱從內起畏言語動但係沉痼之病未許亦能却疾也

鹿茸　归　杞　熟地　虎骨胶　船畄龟　沙苑　牛膝

脉濡小数质小平昔耽饮酒性先入肝胆故易生嗔怒且逢次侍亲烦劳郁热自情怀而生病属势劳惟怡悦为上用药不易奏功

桑葉　川贝　丹皮　山栀壳　花粉　象贝　陈皮

胃主纳脾主运能食不化泄泻治在太阴脾脏此脏为柔脏阳动则能运凡阴药取味皆静归地之属五助病矣

淡附子　淡干姜　生益智　人参　茯苓

脉弦舌白吐涎食入膈上即涌出自述由动怒之事病至霜降不愈心中及痛以肝病犯胃治法

金鈴　延胡　良姜　苓　半夏　砂仁殼

形壯色白氣虛多痰痰阻經絡氣血不通經事三年不來古人治此必以調氣為先

蓋氣為血帥也見症治病終亦無裨

生白朮　苓　川附　砂仁　蒺藜　半夏

泛水熬膏臨好以大火煅收速晨開水調服

孕育已十二胎脈來到七七天癸已絕八脈不司納束腎虛腰脊痛足跗骨中麻痹

衝已衰耕畏熱此屬陰虛虎潛法治之

熟地　龜版　虎骨膠　知母　归　芍　黄柏　牛膝

虛損真陰已涸當戊已君火之主令立夏小滿氣交併于咽喉舌腫礙是

陰不上承薰蒸臟腑吐咯不清皆五液之變由司氣盛及軀殼而然於古
方以仲景少陰咽痛例用豬膚湯
用白虎湯瀉煩少救暑饑必形神爽後津液既遭熱迫陽明脈絡自怯
當以清燥法清暑熱以涵液
人參　麥冬　知母　石膏　生地　甘草　阿膠
三日瘧是邪于陰經表散和解不能去病詢知不慎口腹食物之氣亦
能劫邪宜先理脾胃而廓清之
桂支　鱉甲　烏梅　常山　陳皮　知母　草菓　茯苓
心悸不飢臥暈肢麻此乃內起肝風汗多淋漓氣弱陽微近日肌浮腹大木侮

土也仿丹溪養金制木使脾少賊邪之害

阿膠 天冬 白芍 細生地 麦冬 天麻 菊炭

痓因四肢瘍毒綿延日久聚集環跳膝附以致不能行走乃訛病难愈之疾攣急筋粗强硬不得舒展内經病能篇筋縱筋弛分熱濕之邪之異但痓疑未化之毒混處血脈絡間兩年之久攻之決不應病夫四肢血少氣败初是當取陽明今已滲（瀉）入陰分過此令徹痛温通逐邪理氣可通然男子未通精之歲必以生陰為要務调理方法宗錢仲陽麋茸八味壯陰通陽可以常進

麋茸 熟地 紅花 归 杞子 杜仲粉 虎脛骨 牛膝

少腹瘕聚從左上升至胃事將至經絡腹脇先痛自述頭暈病加病在
肝俞血海由氣逆血滯故年逾三旬未得孕育下焦治冷時當
理氣血以調經若錯治病樣未免太拙

归 葱白 香附 木香 小茴香 杏仁
水泛丸 益母艸湯下

芎 延胡 吳萸 川楝 麝 查 韭白

行走多動陽酒濕熱變熱之氣上升犯胃遏竅吸嘔聽脹嘔血成流
上竄膈瘍久必漏危之俗通套無用犀角地黄然涩性先入胆次及
胃涩客性無甜昧逆若降定議以苦能却濕也

桑葉 苦丁茶 翹 荷边 丹皮 射干

瘧傷真陰七八年未復交春季即脊背肩胛脇痛入夏更甚冬至後乃瘥凡春交之時天地大氣發洩至秋冬方能斂藏臟真既少升泄病本督脈行身之背自陰而及陽但內傷不復未易見功惟靜養斷然用藥可希微效

鹿霜　鹿膠　熟地炭　兔絲餅　青鹽　柏仁

暑濕乃夏秋時令之病其邪先著氣分氣分蒙昧已形若授陰投攻奪乃已形治法氣傷陽損至今肢冷語微何一非陽微腫脹之徵此宜溫補下中焦治眼前

參　白朮　木瓜　淡附子　益智　廣皮　朴

高年少腹氣衝脘下心脇時痛舌底流涎得甜味或静寐少寤遲知飢不食大小便日窒此皆陰液内枯陽氣結閉喻西昌有滋潤救焚之議然衰老關格病尚延安日而已医藥僅堪圖保

大麻仁　柏仁　杞子　肉蓯蓉　紫石英　炒牛膝

淮河水鹹土瀉水土鹹氣自口鼻受之必聚膜原濕邪久鬱化熱陽明絡損血溢欬嗽視目炎血亮顯然濕熱變疫况病已兩年若是陰虚必不能延久矣今也濕從熱例治

杏仁　朴　米仁　赤苓　娊硝石　茵蔯

淋屬肝胆而論性濕熱之氣肝胆先受淫汁次及腸胃濕也熱鬱蒸發氣

阻莖竅溢久病積熱飲冰不受溫補當忌滋肉厚味分利雖投不能徹痾
從經義苦味祛濕茶以解毒

料豆衣 丹 黑梔 蘆薈 龍胆艸 青黛 銀花 胡連

陰虛汗泄精遺理應固折但先哲固濇之藥必佐通消以引導濇味
庶知斯者鮮矣

熟地 萸肉 芡實 五味 龍骨 遠志
茯神 用豬脊髓金櫻子膏打和為丸

幼稚驚癇至十三歲患遺無夢必于子夜陽動之時想陰未充溢肝風乘陽冒
亂神識痰涎上湧治痰逐火只致蓋肝為腎子水中陰火燃灼腎液皆為上泛矣

女子之哭得來訴病當有急期

熟地 懷藥 歸身 參 山蓮 瀉 紫石英 河車膠

便濁精濁兩者迥殊擾害來自莖遺濁發遺止則知精濁矣分清飲八正散

溺濁無藥與此宜淡當固補下焦不必分利

熟地 覆盆 遠志 菟絲 沙苑 生龍骨 線魚膠 參 蓮肉

臭穢觸入游行中道募原先受分布三焦上下瓜脹脘悶洞泄以芳香逐穢法

藿梗 生香附 苓皮 白蔻 滑石 朴 新會

食下脘中噎阻背脅氣逆而痛脈右手獨大擾害由嗔怒致病當與清金制

木形瘦精少勿用破氣爍血

杷葉　吉更　紫降香汁　川貝　蘇子　生香附汁

凡憂愁思慮之內傷不足，必先上損心肺。心主營，肺主衛，二氣鬱，不耐煩勞，易于受邪，惟養正則邪自除矣。麻木大都散之理，故內傷必取法乎平坦。今血止脈與形倦，不食，仍喘欬不已，吐痰粘涎，皆土敗金枯之象，急與甘緩補法。

生芪　白芍　炙草　飴糖　南棗

着左卧即欬也，是臟陰血液傷極，用益氣甘藥者，緣無形生于有形也。

參　芪　歸　芍　草　南棗

寒熱因經水不來而也，此內證二陽之病發心脾，以子不月，肌肉日瘦，腹中動氣，即風消息賁矣。內損成勞，非通經逐瘀所能愈也。

柏仁　归身　白芍　桂枝　桂圓　生姜

今年戊癸月久雨陰晦入山行走必瘴氣濕邪入于脾胃腹中脹悶溏泄

挾積隨未不爽目背肌肉柴瘦茲夫濕為陰邪鬱久必熱〻自濕中而出當

以濕為本治

茅朮　厚朴　苓皮　猪苓　艸薢　新会　茵蔯　木瓜汁

精血五液衰奪陽化內風上巔則眩暈欲厥乘絡則四末麻痺冬年乃此

斷非攻邪可効古方侯氏黑散取乎填實孔竅者緣此

熟地　杞子　藕汁　河車膠　紫石　菊炭　苓　人乳粉　熬膏不用蜜

東垣論瘧痢皆令傷脾以為寒為熱之邪由四末並犯中焦必益該形氣升清陽

不暸故面目浮發不知形色汗誠將成浮腫腹大已了然在目矣

人參　苓　熟附　泡姜　朴　澤瀉

脉弦緩面目肌膚皆黄舌白滑膩胸脘痞悶脹悶病也名濕溫由瀕海沿濕氣入口鼻至

募原分布三焦此为外因伤食水穀腥物与外入穢濁浊邪兩於交混濕化熱鬱蒸三焦

隧道氣血不通遂变黄色發汗不愈者濕家本忌汗也清熱消導不愈者熱從濕中而起

濕不去則熱不除也夫濕邪無形於質滯也已形治法無不效宜矣昔河間治濕熱必取

乎苦辛寒惡蓋苦降以逐濕辛氣以祛穢惡取乎氣精氣行不閉惡于内也當今醫者

混以傷寒表裏为治殊不知穢濕氣入口鼻游走三焦不与傷寒同治

茵陳　白蔻　朴　通草　橘公　苓安　半夏　滑石

湿濁內蘊痰熱蒙蔽三焦壅遏濁氣迷漫心胞已形昏沉此辛香逐穢宣通是一定法日期既久恐濁閉神昏另以銀花湯化至寶丹二粒

茵陳　白蔻　苓皮　朴　草果　滑石　杏　木通　菖蒲汁

復診　加只實　山梔　黃柏　去杏　菖　滑石　蔻

痰濁穢濁膠結濕中熱起痰變黃脘中痞悶病在氣分必進導理氣血目黃色晦穢而痞結者故議與治疸疏滯兼以蘇合丸逐穢為法

茵陳　草果　朴　只實　廣皮　木通　吞服蘇合丸一丸　三服

稚年瀉血是飲食不調熱蒸于絡為腸胃之病肛痔亦由濕熱內蒸而發熱也以陰液不充風熱上升故疙咯法當甘寒之劑俾金水同出一源況肺熱必移大

腸胃開竅于二陰也

鮮地　地骨　麥冬　銀花　穭豆衣　知母

下利皆令傷陰值冲年情念已萌遂患夢遺煩勞飢餓更甚以精血守形必從水穀入胃資其生長也診脈數面亮莖舉則精出溺後亦淋澁是陰虛精竅不固因陽氣下陷所致議固下陰以和陽

熟地　旱蓮　生龍骨　懷藥　芡實　萸同

茯苓　蓮鬚　金櫻子膏　熔煉蜜為丸

瘧發乃竅流膿是竅閉失職由邪與氣血混為扭結七八年之久清散不能速效當忌葷腥濁味外時服茶調麵裹乃中以甘遂削尖插入口內銜

甘草半寸許兩年前晨泄食入嘔吐此非有年損費之脾腎虛瀉仍然泄

熱咳嗽失血天癸不來脈濡弦數形色消奪全是沖年陰不生長勞怯大著

見症病治病之理係先胃口異經通務以情懷開爽可以勿恃醫藥却病

熟地炭　歸身　炙草　白芍　苓　查　烏梅

脈細右濡左數少年形瘦肌槁遺泄是知識太早致精血難充脊左

動氣食減易飢陰傷于下泄延中宮況陰恐妨胃則補虛却陰男子

精傷補陰茶入柔劑溫藥取坎中寓陽之意

鹿角霜　龜版　苓　杞　柏仁　草　沙苑　遠志

脅痛欬嗆更屯泄次腹大堅滿欬左不能臥右此似氣致閉便通溺利已

臟腑實乃絡病也

桂枝　朴　新絳　生牡蠣　茯苓　青葱　香附　雞金

三焦留熱伏于厥陰絡中左脅瘕聚已形是初起也寐則驚惕若見鬼神夫肝爲藏魂藏血之所熱邪内灼藏聚失司非攻補可療議清絡血中之結以祛熱

大生地　柏仁　丹　鱉甲　牡蠣　郁李　杏仁

脉數左促右小咳嗽已一年痰痒火升食減經水所來從未生育其女人以肝爲先天肝陰不充相火上燔莫制嗽久瘦弱紅絲皆勞怯形日見消爍清肺涼藥不效根本先虧也急養肝腎之陰不失延久之計

烏骨雞　归身　麦冬　白芍　阿膠　茯苓
大熟地　川貝　炙艸　地骨　沙参　炙柏
雞去毛腸留足翅入藥在肚内酒煮爛去骨用其藥肉打晒至磨
麫汁打丸
遺洩有夢屬心無夢屬腎據書氣火不固即水溺出之狀莖管中痛熱
氣上冲咽喉巔頂欲脹語言昏怯此任脉不和衝脉氣逆治法引之導之損
以固之現在便溏食少勿投沉陰膩滞之藥
砂仁炒熟地　遠志　蓮鬚　龜版　龍骨　鎖陽　苓　芡實
以金櫻子膏爲丸

形勞悒鬱之傷脉得左部弦勁肝血胆汁已少目睛紅赤治以涼肝滋液

穭豆皮　菊炭　穀精　天冬　杞子　生地

牙宣每發繼以喘促乃腎虛不能納氣歸元成矣陰火遊行易動其衝更劇閱古人急用黑錫丹養正丹之屬平时以溫煖下氣方法

參地　五味　胡桃　附子　舶茴香

病狀足脛仍引下焦肝腎起病其形不腫則非六氣濕邪當是內損門痿躄推求遵坤地淡濁久服胃傷食減嘔逆皆因濁味濃氣而然經年不復損者氣損臟真不能充沛奇經八脉不司其用經云衝脉爲病男子內結七疝女子帶下瘕聚夫衝脉即血海男子藏精女子繫胞今精遺內結已形是精也氣

結爲猶女子之瘕聚也。凡七疝治法，後人每宗張子和，但彼悉用辛熱，與今之精空氣結迥殊。久病形消肉脫，議以精血有情通養由氣。

鮮河車一具，水煮爛，入山藥、建蓮末，拌勻丸如桐子大，參亟晨參湯下。

樓　書左脇痛引背部，豎里穴中梅之子形，納食不得順下，須與勞煩氣逆血

蔣　五旬以外，精血向衰，延久最慮噎膈，議宜通氣血藥，取辛潤勿投之燥，即有瘀濁凝留，亦可下趨。

歸尾　墨汁　桃仁　延胡　靈脂　韭白

足跟筋骨痛不可履地，漸至延及背脊，向患遺精，此肝腎精血內耗，將成痿躄也。

生精羊肉　歸身　舶茴　老姜

腸血腹脹便溏溺赤澀痛脾胃陽氣已弱能食氣不運濕聚腸胃血注

不已考古如羅謙甫王損菴輩用救胃水法可效

蒼朮　厚朴　升麻　附子炭　炮姜炭　當歸

白芍　煨葛　炙草　新會皮　灶土法丸

口齒骨齡不開咽喉瘦癯溺但肌浮是皆氣分閉塞經言諸氣膹鬱時皆

屬于肺〻家空然丸至剂竟走腸胃故久治不效

麻黃　杏　滑石　蒡　馬兜　蛛　射干　馬勃

瘀濁久留脾胃絡中黑糞自下肌色變黃納食欲嘔脘中時痛不易運化

中宮陽氣日傷新血復為瘀血夫脾藏主統血而喜溫煖逐瘀〻鮮效讀仲聖

太陰九条僅之温法下但温下必以温補理陽否則防变中满

潯桂心　煨木香　生苡仁　制軍

初以心勤精洩久則傷腱消溺食減至半業已損及中焦蔓延漸脹溲胃下焦之陰未得其益中宮之陽先受其累至于炙柏味苦之更使傷陰當以妙香散加金鈴治之为穩

墮胎大次衝任奇脈血液亏乏厥氣入絡为脹为痛或時沖逆犯臚八脈皆为不用海之滋戕損怯徒欲寬脹止痛乃不明之論俗医皆然

鹿胎　杞　牛膝　淡苁蓉　归　沙苑　舶茴　潯桂心

臍旁已塊仍係衝動撥之處時或攻脇刺痛外胃衝急冷拘束病屬肝血

肾精之損見肾當温肝宜凉肾主藏納肝主疏洩故納佐以疏通温腎涼肝是此病製方之大法

归身　杞子　牡蠣　炙鱉甲　小茴香　沙苑

產後腹中堅硬有形氣聚不通漸致脹滿乃衝脉為病其大便秘阻血藥潤滑不應柔膩氣愈凝滯攷徐之才云腎惡燥以辛潤之

歸　羊肉　茴香　生姜

久嗽形寒行走喘急是下焦先損久不潜伏喘也失音胃納頗少温養元海佐其招納若以滲肺散邪食減胃傷必致敗壞

熟地　雲苓　胡桃　牛膝　鹿鞭　蓯蓉　杞子ロ炙

厥陰犯胃吐瀉後空虛仲景之食穀吐噦與吴茱萸湯泄肝救胃即史書圍魏救趙同旨

茱萸　乾姜　白芍　雲苓　人参

煩勞繼以哀悲經阻三月是二陽之病發心脾

歸　澤蘭　白芍　芎　香附　查　接服柏子仁丸

精竭液血假閉陰竅為痛似淋非淋久吐易脫衄傷其熱起五液枯耗為便難乃虛症也

鹿角　蓯蓉　柏仁　杞子　沙苑　茯神　归

味过於酸肝木乘胃嘔逆心痛用大建中法

參 乾姜 苓 桂木 黑川椒 生姜

形与氣血交凝而成瘕也病在絡自腸游歸于中焦木乘土位東垣謂瘕也必傷脾胃既成形象宜通佐以芳香乃能入絡丸食物肥膩呆滯尤在禁例所慮延成中滿

參 苓 草果 木香 陈 香附汁 青 朴

肢冷湧涎臍中痛墜泄瀉脈緩此為脾厥以辛香醒中兼解少陽之鬱

益智 香附 朴 柴胡 木香 陈安

邪灼膻中神迷譫語恒疲

牛黄丸 竹葉灯心湯下 一

妊娠八九月胎吸母氣陽擾煩蒸心痛引入少腹謂之子懸失治有三冲三溺之累

柏仁　天冬　女貞　茯神　生地　陳阿膠

秋涼曾診擬議此病由熏濕遺傷成果辛甘寒分利脾陽又受辛寒之累致濁氣聚於腑遇食後易脹夜服丸身中脾陽宜動動則運腎陰宜藏藏則固此為病根局方大健脾丸仲淳資生丸多以補虛通滯芳香合用者取其氣通濁滯入參補正之力得矣

參　苓　益智　煨木香　朴　新會

秋季寒熱泄下後是長夏為暑濕病蓋長夏脾胃司氣治失其宜致腹滿泄瀉跗浮囊亮皆濕邪久以走泄遏阻流行氣機使然雖脹勢減仍不飢少食兼吐痰濁後血始知濕是陰濁久聚于中必從熱化初傷氣分久而

入絡病能篇中以濕睡傷脾以脾為陰土得陽乃運今氣困無以運行諸經腑為窒痹消則氣困補則壅滯當疏腑養臟以宣通為補能徒偏執偏見論矣

茯苓　川朴　麥芽　新會　益智　澤瀉

兼用仲淳資生丸去芡實每早粥後嚼一丸約半

食物滯于腸胃太陰陽氣不旋陶節菴用五積散因汗冷厥逆用攻表於主溫通腑滯氣頓應謂陽氣宣通也

艸果　香附　朴　陈　木香　苓　仁脈為合為丸

血傷驟加驚恐氣舉熱升風旋陡神迷發為厥凡厥皆隸厥陰今左股

麻痺忽爽忽迷皆肝胆相火内風未得寧静病延數日左脉小濡熱勝津液暗傷不宜純与攻滌苦寒经旨以肝为剛藏与胃腑宜衍柔緩濡潤陽和液熄可免癎痉

鲜地　菖蒲　柏仁　阿膠　天冬　茯神

务年久已遺精目疾不耐煩勞先後天未曾充旺秋季瘧邪最傷真陰冬月夜熱咳嗽瘦失血不饑不食盗汗傷陽陽浮不藏漸于胃口皆久虚皆怯之象此恙屏絶酒色怒煩安閒卧坐百日心胃口漸旺病可冀除古称精生于穀食也

沙參　山药　苓　麦冬　米仁　川斛　芡實

客邪懷抱不舒，肝胆升過，升降失度，氣隧經脉均遺洩地，黄定壯純濇，氣升其更升，理氣和肝獲效，未經調理全功，當今冬令溫舒收藏之氣未堅，失血之後，肾臟虛虛不暢，未可擬陰，只可降氣和血。

勾藤　降香　米仁　鬱金　蘓子　丹　杏仁

形充脉弦，飲食如常，左脇久脹，上年腫突，肌潰收口，已年脅中痛脹仍發，入夜更甚，僅僅仰卧，不能側卧，此支脉結飲阻其所行氣机病根，能分能內，宜通其脉絡為是。

半夏　青黛　土貝　白芥子　昆布　海藻　浮石

土瓜蔞仁　蛤粉　竹瀝一小盃　姜汁三十匙泛丸

凡經脈直行絡脈橫行經氣注絡絡氣還經是其常度今脈絡窒塞閃爍為痛但在雲門上焦猶是肺氣流行之所務取輕揚宣氣不可妄碍温燥使血凝滯樞所謂上焦如霧

桑葉　蘆根　東瓜子　米苡仁　卧服威喜丸之

久痢肛墜診脈左堅沉溫劑不受陰傷不司收納前用桃花湯少減當與甘酸柔緩

參　炒　熟地炭　柿餅炭　五味

（肩背脹）肩背肢末皆陽氣循行之所牽掣不和是絡脈中病首用東垣舒經湯用參芪朮附兩法不應必究氣虛入脈中矣刺後效宜用通

疏通和血脉

鑽地風二兩 千年健二兩 大黑棗二斤 以燒酒十斤隔水煮一日早晚暖服三四盃

伏邪留于少陰厥陰之間為三瘧百日不愈邪傷六陰婁泄盜汗液津日枯腸燥便艱養陰雖似已理但液涸瘧邪何以追拔掃除議以早服

鱉甲煎丸三十粒開水下午後服養陰通腸藥用復加減

牡蠣 龜角 棗仁 阿膠 麦冬 艸 生地 桂枝 大棗

脉沉而遲向有寒疝溏泄繼而腸血不已漸漸肘臁麻木無力此因膏粱酒醴醲濕內着中年腎陽日衰肝風肆橫陽明胃絡空乏之無以約束筋利機關日加委頓乃陽虛也仿古叔胃术法

生茅术　參　朴　生炮附子　陳皮

狂癇陡發莫制病去諸事皆曉發時直奔倉女議彼肝胆

蘆薈丸　二十服

夢交精遺治在心腎乃二氣不交所致以今牙宣亦主藏納滋鮮

用鎮固益神方

熟地　棗仁　茯神　金箔　中公　女貞　湘蓮　旱蓮　遠志　豬骨髓丸

脈虛濇咽中时痺不妨食物大便乾燥此肺中氣下降不主運行

消渴心熱背氣撐为熱氣貪火也

杷葉　蘇子　黃橘紅　馬兜鈴　參　川貝

瘕結癥在左腹形長大必大便得通脹滿可減年高病因嗔怒且久寡多鬱鬱以識木調氣得效今冬又發用大鐵砂丸十日白晝頗識入夜大脹議通陽泄濁方法

肉桂　麝　韭　阿魏　归鬚　郁李　川楝　蜜丸

腎精下損之陰氣上乘浮陽上灼咽喉痛痒及喉宣發現欬嗽喘促是下焦元海不司收納衝脈之氣上衝所致故日進潤劑益甘咸為庸醫之良法質譬病之根皆現在胃弱便溏悶飽怡嗽可療矣勞怯不復當以固鎮納氣培扶胃口希冀加穀為吉

參　參　芡實　坎炁　湘蓮　秋石　五味　胡桃

冬令咳嗽氣從暴冷外感內熱引動宿痰伏飲夜卧氣冲欲坐咽喉氣
息有聲宜暖護安居從痰飲門越婢法治之

麻黄　甘草　石膏　生姜　大棗

當風受涼致左偏麻木已經三年今年勢緩痛聚于腰穴冷煩勞痛
甚此氣血凝遏壯年不爲大害議以通絡之是治風先治血之意

歸　沉香　芎　松節　生於朮　海桐皮
芪　桂枝　羌　防風　虎脛骨　姜黄

向來經水不調衝任脈病医未收奇經脈絡久治無功後患陰瘧延
虛經來色淡淋漓少腹攻觸疼痛晨必瀉泄當通陽攝陰非破泄止氣

偏寒偏熱之

鹿角　補骨　歸　茴　參　椒　紫英　蓯蓉

便泄純血食減力疲脈左堅是中年陰虧

熟地　歸　芍　艸　柿并炭

雲雨滂沱咽喉暴痛必因溼邪干肺痛已納食無碍邪留咽喉兼吐涎

沫此肺但在喉不在咽仍以輕劑理肺

杷葉　兜鈴　通艸　米仁　射干　參

陽微陰聚致濁氣蒙蔽清神參桂不應議用大半夏湯合附子粳米湯法

夏　參　白蜜　附子　粳米

冬溫為病乃正氣不能藏固熱氣自裏而發齒板口乾唇焦目紅面
亮語言不爽呼吸似喘邪伏少陰病發三焦皆受仲景謂語發熱而渴者
為溫病明示後人急分尋以渴不飲熱內發斯必渴耳治法清熱存陰
勿令邪熱焚劫津液致瘛瘲痙厥神昏譫狂諸症故仲景後申治療
法云一逆尚引日再逆促命期且忌汗忌下忌辛溫九日不解議清膈熱
滑石　連翹　芩　蒡　竹葉　花粉　橘紅　杏
乃聆環口浮腫是少陽陽明風熱久而失解邪遏絡經倏然疹現適沒當
與羅謙甫既濟解毒湯
芩　軍　防　銀花　葛根　升麻　川連　荊　艸　陳江退半日陰乾造

蓐勞下損，損及八脉，醫投清内熱滋陰，致胃傷食減，穴熱下焦，冲氣上逆而欬嗆，藥惟治肺與下焦，内損益甚，于是帶淋骨熱，髓竭液枯，蓐損

按平常損怯更難，急日暮更迭，不復草木為能勝功，勉與血肉有情，望其加教

鮮河車　人乳　紫英　血餘　秋石　人参湯送

怒傷肝，恐傷腎，二志交併，真氣内損，煩勞則陽氣内擾，動值春木之令，絡血隨氣上溢，失血過多，陰氣下竭，陽无所附，上觸清府，致木反乘金，欬嗆氣逆，肺俞患急，脉弦數，乃下損之疾

山萸肉　五味　秋石　青鹽　熟地

飲入脘膈鳴響昏乾嗽不能飲臍腹脹痛晝欲寐夜不寐是脾胃未和陽氣不得下交於陰宜通氣分宗仲景腹痛必加芍藥以和陰

參 白芍 穀芽 半曲 黑芝麻 棗 苓 陳

八旬有四下元虛憊膀胱不開溺淋窒痛腎藏之陽通納皆乏惟峻補元海可冀小效至于全好恐難亦許

當歸 鹿茸 苓 柏仁 蓯蓉 杞子 熟地 牛膝 者

厥逆初平胃口下脘關著便痛小腹自利大便黑粘不爽前者

經來暴止血海恐已滯瘀議以經後通血方法

丹皮 澤蘭 桃仁 料豆衣 生地 萬斤

脉按交加法黑血累下痛緩下殆此脉謂停滯皆屬瘀厥以致紊亂氣血奇經失和矣但心悸舌赤陰分自虧豈瘀之藥多辛善走降其辛潤者進當回生丹量進半丸和劑調穩藥

細生地　姜汁　歸鬚　丹皮　茴　桃仁　料豆衣　茺蔚

陽虛陰和損傷瘧後間日虛邪陷入陰分最效延入三日陰瘧遂劇病厥當治厥陰肝藏而效自遺至今陰不自復關見早脈金匱腎氣丸の七分淡鹽湯下午前進鎮陽提邪方法兩護救拾陰陽仍之減邪勿能使託邪養止兩無妨礙

參　附　炙草　生龍骨　牡蠣　南棗　生姜　炒黑蜀漆　桂枝

此仲景救逆湯也龍骨陽入肝牡蠣陰入腎收斂鎮墜藏鎮真自固然二味須純然滯藉桂支以入表附子以入裏開添竅入經絡引其固流之性趨走護陽使人參護陽甘草以補中焉姜棗以和營衛也

舌音强縮乾涸無津邪氣已入膻中神識昏迷積勞心血久虛致熱竟入矣診脈虛小無力但補以救閉今晚以至寶丹三下涼開取御化勻其人次飲服明日再議

復　心氣久耗營液暗傷肝枯液竭小陽火府失其變化傳道遂溺愈痛舌刺欲縮色似炙此豈是血滯實火當滋液以救焚燥佐苦味以通火液

鮮北江生地　元參　竹卷心　人參　連　菖蒲　百部　吉更

復　神氣消索五液枯竭此皆躁妄昏乃陰陽不肯交合欲作脫象

不思議三才湯以滋水源參入磁珠以益神志

三才加磁珠金箔

復　氣短欲歇下後至更深為甚熱入陰中子後漸易用事稍和自

云心中不舒熱薰所楚彼時女息多例用仲景復脈湯

炙草　生地　人參　生芍　麦冬　麻仁　阿膠　雞子黄

脉仍弱而細尋準獨皆晝日形冷汗減不飢少納脘腹常悶識氣自舒

此陽氣失衛護而多慄汗陰陽失鼓運而脾胃氣鈍前進養營尔中

宮想因而藥深莫湯水難進初進也投劑用四力效矣詢其不甚飲湯舌頗收潤此邪結客熱之比議用理中湯法崇以脾胃陽氣是理不獨治病兼可補運日前之藥昔賢以瘧稱謂脾寒重培生陽使中州默運實治法之妙旨

參　生芍　熟朮　附子　苓　乾薑

產後合惡露仍下而何反栗標丸進湯必嘔逆舌粉白又苔面目四肢浮腫兼之渴甚仍喜飲脘痞不飢此際產後邪乘虛竟入厥陰邪犯陽明狀似瘧證但產後虛弱值冬暖不藏之節以汗方解顯係客邪然柴胡劫竭肝陰決不可用議和胃達邪一法

製半夏　鬱金　新會　花粉　杏　竹茹

努力絡傷身痛痰嗽失血最宜降氣通瘀最忌沉膩呆補

降香末 鬱金 苓 米仁 蘇子 桃仁 入韭白汁十勺匙

產後下焦先虧肯脊收痛肛墜不爽此乃腎虛不攝淋血與脾病迥異攝固只恐要兼通腑

熟地炭 五味 茯神 白芍 艸 查

勞倦伏邪初起即用柴胡柴蘊之陽混散津液被劫熱邪蘊結留中懊憹神煩譫語渴欲冷飲診脈右神舌色知病在上焦氣分閱醫藥不分上下氣血況又溫氣泄也人積勞七日未見病退機関此屬重症豈可藐視

瓜蔞皮 黑梔 杏 婁 豉 只克汁

入冬天暖陽不潛伏質瘦脂虧多屬乎木火血液既少內風暗動遂致眩暈麻痺陡然仆倒水不生木肝陽橫逆絡血流行右阻謂之偏枯忌用攻風逐瘀清邪涼血泄致其和交節必不厥可扶病延年

犀角 羚羊 鬱 元參 翹 菖 川貝 橘紅

冬溫失藏稚年陰虧陽亢三陰之陽當夜分非騰煩躁上熱不寧晝則安康大健宜用六味磁石方法

生六味加磁石辰砂

寒熱雖減脘中猶然不爽非是食滯乃氣結所致宜用開上中之痺

連 姜 苓 夏 杏 蔻 只 吉

此厥症也緣情懷失曠肝胆鬱勃陽氣直上無制夫肝脉貫膈入胃循喉嚨今病發由脘至咽仍股厥逆所云上升之氣自肝而出中挾相火其病为吐法以苦降辛宣酸泄之治使陽和氣平之後接續峻補陽明此病發必稀以胃土久受木戕土虛則木易乘尅也

連　芎　吴萸　烏梅　橘　杏

肝風不息都因天熱氣泄高年五液皆少不主涵木身中衛陽亦少擁護遂致麻木不仁丹溪云麻屬氣虛血少便艱也苟能培元養氣徒以痰火風为事根本先怯適令召風矣議用三才合桑麻滋肝養血息風为治

天冬　地黄　人參　胡麻　桑葉　首烏

此肝風挟陽上逆為厥得之惱怒驚憂屬七情之病厥陰肝脉貫膈乘胃是以脘中不饑不思納穀木犯土位也其眩暈亦肝風獨行至高之地而精華之血不得營矣前用苦降辛宣洩泄病乃半月不愈議兼重鎮主之

川連呉萸　白芍　烏梅　淡姜　生蠣

形弱脉小脊痺酸爽足跟痛是元下精血暗虧未老先衰防致痿痺溫養宜柔勿以桂附剛愎

鰉魚膠　沙苑　甘杞　首烏　茯神　虎骨膠　牛膝　柏仁　溶膠為丸

太陽併少水自利陽明傷則失其滑濁陰上逆四肢冷汗氣喘胸腹
脹悶都是陽微欲脫脉絶厥逆勉与通脉四逆湯回陽驅陰以挽之

乾姜　附子　人参　胆汁　服後脉沉續者生暴出者死

望色痿瘁晦暗聞声呼吸不利音語若在甕中診脉右緩左急問初病
忽熱忽温頭中如裹表膏痛欲捫捫神識呆純昏昏欲寐肢節掣瘲疲瘦
映紅退淡短縮便溏業血不飢不渴環口微腫唇色不紅舌白糜腐此
水穀諸腥湿熱相併鬱蒸并阻脘撓清氣之游行致周身氣机皆令痺
蓋夫熱邪湿邪皆氣也由募原分布三焦營衛不主循環升降清濁失司
邪屬無形先要氣分時師概議表邪宜汗裏邪宜清見熱投凉條不

知熱由濕鬱氣行救之仲景于痙暍從濕化忌汗忌下昭示後人勿傷陰陽之但妄形之邪久延必致已形由氣入血一定理也據色脈症参之未見或可採用

羚 茵蔯 翹 通 大腹 苓皮 豬苓 瀉 至寶丹

瘧後下虚血病易發今脘中痞脹減食不適全是氣亂之病但調氣寬中勿犯下焦为穩

生香附汁 藿梗 神麯 豆蔻 吉更 苓

脉左弦上熱下冷淋帶不止此内熱濕鬱久則元虚

花波羅 蒲 为末搓丸 即珍珠粉丸也

中虚陽鬱胸膈不舒飲食不快擬逍遥散疏肝和脾使甲胆清陽上逆生化氣行病可痊愈

参　柴　苓　歸　艸炙　术　陈　丹　芍

古人治脇痛法或氣或血或痰或血虚絡痛或血着不通或肝火抑鬱或暴怒氣逆皆可致痛今是症脉細弦數不舒此由肝火抑鬱火鬱者絡自燥治法必当清潤通絡

瀫栝蒌　炒桃仁　歸　新絳　白芍　炙艸

天氣下降則清明地氣也並而胸窒上焦不行下脘不通周身氣机皆阻肺氣頓殺夫肺主一身之氣化也氣舒而胃醒食進遲必見病治

病即定醫人眼目

炒黑杞菓一錢 吉更一錢 紫菀三 杏三 米仁三 通草一 煎湯代茶

渴飲不解經謂之膈消即上消症也言心移熱于肺火刑金象致病之由

操心太過刻不寧靜常卻去思慮遣懷于栽花種竹之間庶幾用

藥有效

生地三錢 棗仁 參 柏仁 知母 金斛 艸 元參

腹痛水有水聲狀行則腹鳴濯濯經言肺移寒於腎水氣客于大腸也

囊裹按之不堅腎火衰陽虛不得化輸于膀胱謂之涌水

參 附 朮 艸 苓 姜

手足奧不能步立是謂痿也痿病内經歷言五藏之熱熏枯骨奧而靡
苦堅滋營今之医者多謂陽虛治之痿病不愈皆由是也

虎潛丸

厥者脈動而名靜謂之尸厥此氣閉于外氣血未亂通其陽則生今厥
而脈亂氣血并走于上而不下地之時則飛泄渴水莫之可當為之大厥此人
身之根蒂只虛三陽并竭使其氣返則生不返則死矣
鎮也　磁石　代赭　五味　白芍　人參　河車

脈數如浮鼓指〻弱發熱自利神識煩倦咳嗆痰聲如嘶渴甚喜熱飲此
非足三陽實熱之病乃謂陰虛冬月失藏久伏寒邪已經鬱時過化熱

春令陽升伏邪隨氣發因而病未及一旬即現虛糜不振之象因津液
先暗耗于未病前也今宗春溫下利治之

芩 杏 貝 芍 薄 橘

女科以胎氣以立基婦女惡阻嘔吐發咳宜安胃調氣
勞倦嗔怒是七情內傷而溫邪感觸氣從口鼻直入募原中道蓋
傷寒陽病形是太陽次第傳及至于春溫又都從鼻受氣肺受病
口入之竟由脘中所以原是手經見症不比傷寒足經之病也其源不
同治法亦異仲景論溫邪不可發汗汗出則津傷陽身必灼熱一逆尚引
日再逆促命期又云鼻息鼾語言難出劇則驚癇瘈瘲若犯重劫津液

所致今病發熱原不是太陽症邪見症所投羌防辛溫表汗此誤即為逆矣上竅不納下竅不便亦屬常事必以攻下希圖洩熱殊不知強汗劫津而傷陽妄下劫液更亡陰頃診脈兩手皆搐而戰舌乾燥而無苔前板齒乾目欲瞑懶欲開周身灼熱而復驚驚瘛發驚驚約約幾日未時有呃逆因胃之衰氣而中空肝陽衝突上冒得嘔已為今返正先與糜粥使胃中得濡潤陽不致上冒而神昏之累可已進藥之理甘溫可以生津除熱即癍疹亦不足慮觀仲景論中邪少虛多陰液陽津並涸者復脈湯主之謹做此義

炙草 人參 生地 白芍 阿膠 麦冬

目赤唇焦齒燥舌黑嗌啞錯語口臭發斑溫毒遏伏之象

綠豆衣　銀花露　方諸水　犀角　川貝　中黄　蘆汁

時疫六日不解昨夜發斑舌絳煩渴少腹痛劇已經心胞需防痙厥

犀角　翹心　銀花　元參　通草　鮮地

發熱漸除旬日後尋即暑邪入裏之徵因正氣不振故也但煩渴不減舌

苔黄厚胃中濁阻猶然不透河間方法正宜此症凡是抄竊四方乃去

邪務盡之意

暑風入肺欬瘦發斑四肢無力訊冷氣喘神倦恐邪犯心包有慢脾驚

搐之慮擬局方至寶丹爲之逐暑後喘而緩神安再進和脾胃藥　一診

有汗熱緩神識昏憒邪熱內閉未得外越易变痙厥進芳香開閉以逐
穢邪牛黃丸　二診

三診生地　甘草　知母　淡竹葉　滑石　銀花

雨濕地蒸潮穢經旬人在氣交之中口鼻吸受從上內侵頭脹脘悶
刺骨痛蓋肺位最高其氣主周身背串既被濕阻氣不運通濕化生熱
汗出熱緩少間最熱丸風溫得汗解濕邪不從汗解乃仲景云濕家忌汗
汗之所以濕本陰晦之邪其傷必先及陽故汗下清熱消導与濕家不相干
涉也濕也熱也皆氣也能蒙蔽周身之氣原無有形質可攻由上不而傳理邊
延中下二焦也此傷寒六經自表傳裏於同河間暢發此義專以三焦宣

通为法明張司農亦以甘辛鹹主治據以氣分所利为主氣通則濕解矣今
兩句不急人暮昏厥厥者逆亂之称以邪陷入至陰之中熱蒸上冒致神明为
邪所蒙蔽矣初濕邪下注而大便为溏今則氣室結閉而大便不通古称熱
深厥深又云厥少熱多則病退厥多熱少則病進凡厥多熱少厥陰也
掘地飲三四尺全無瓦礫方是真土入新汲井水用木棍淘之一百下取泥
漿水澄清二盞另以菉豆衣野赤豆皮馬料豆皮各半入前湯（澄水三中）一茶盞
許和温入生珠粉約七八卜水完半乞三次服
温邪無勞倦從内傷已雜又小效獨左脇痛難側臥欬嗆氣觸必加内痛
想平素操持肝易易燃營陰暗耗内經以肝將軍之官謀慮出焉故身

中左升之氣屬肝主之右右降之氣屬肺主之今由郁未而致頻前此上焦與熱煩躁而左升之令不已右氣降之失司已經洞泄經以左右為陰陽之道路升夜用行一日夜行七十度平旦交會氣口既為怫逆情志而裹氣鬱遏冷熱分加營衛因之窒阻此陰陽之道路滯行或遲或速矣平旦濟昭之氣是以發散諸導溥火利竅言昧于身中矯旋乎若天地也再論平昔精力頗健今已大年下焦先虛夫下虛者上必實眩暈神昏自引可見矣以冬令藏聚返根之紀見症若是為恐卒中厥心屬常乎此擬藥之難自宜瞻前顧後議用戴氏地黃湯意裁培三陰臟陰疏攻三陽腑陽俾藏主藏府主通佐以潛降理逆救咳乎加再為進退可也

熟地 白芍 山藥 瀉 丹 苓 牡蠣 阿膠

暑邪阻痙熱結三焦脘中另形煩渴舌冷從河間法主治

暑熱未炎清寢不利自言神識如迷夜不成寐

竹葉 元參 翹心 菖蒲 鬱金 川貝

經云夏傷于暑秋必痎瘧今時已屆冬瘧始發動蓋以邪深內藏

於臟為厥少兩陰經瘧也擬以溫臟法

厚朴 附子 生蠣 炙草 大棗

食菜下利腹痛是初起因冷濕傷脾久變濕熱並于腸胃泄利後

痛不減腹中硬起不飢不得流通暢也當以苦泄小腸兼分利而治

连 柏 苦子楝 泻 木通 查

口中乾燥小水金气泉源已竭阴液气以上承利症噤口都是湿热壅

於胃口下元虚损冲脉气虚高突此等病系真理难捉摸

川连 草决明 石莲 参 乌梅 白芍

痢止欬频脉虚形瘦始悸进甘缓法 小建中去姜加玉竹

阴络受伤下午发昏为也能治痢通奇而效大旨以守阴为法

熟地炭 建连 参 五味 赤脂 泻 阿胶

稚年频频伤风欬喘汗出瘦弱不嗜散药攻卫外不固肺易偏伤阴

热炭专升气泄忽然指握气力走衔 动足瘦语言或謇塞是有险

思蓋衛應乎胃〻屬陽明其脉主司束筋骨以利九竅而四肢原屬〻脾胃古為心苗脾竅通為此皆久傷氣分衆氣洩而病乃虛痿也治法以充脾胃脈絡疏竅諸藥皆當屏絕百日可期其效

人參　蜜芪　歸身　炙草　陳皮　白芍　防風根　煨姜　棗子

脉虛數喘促乾舌燥欲欬乃陰虧于下燥爍于上非痧病也

生熟地　天麦冬　扁豆

欬嗽肉消〻弱腎病食入腹脹大便猶利勢減兼之晝甚夜煌擾擾是氣分陽府失宣徒執虛治不效經云二虛一實者偏治其實補一虛文也據經以擬方

米仁 茯苓 澤瀉 杏 寒水石

脉細欬逆不得臥眠肌消色奪經水已閉食減便溏久病損及三陰漸至胃氣欲敗藥餌難挽擬進建中法去姜冀得胃旺庶幾帶病經延年脉沉而欬卧不能着枕此冬年下元衰氣不攝納濁氣痰飲皆由陰虛深暮夜陰時躁發發散清潤皆非當以小青龍開太陽經撤飲下趨

小青龍去麻辛味

幼冲受六氣之擾少七情之傷病在下焦肢末初痛必係寒濕痺阻於經絡之中方書謂為寒為痛為濕為腫從刺跡通引動脉中之氣血原得小效寒濕邪氣屬陰久蓄不得解散漸傷血液變熱成膿

附骨癰瘍久而精神日餒，理必延為痛危矣。三年宿疴，寒暑迭更，邪必渙解。此為損症。凡女子二七而天癸至，謂從陰用陽也。背因安氣而致病，再因傷痛已損，及之氣諸症，所稱難狀痼疾矣。今忽熱蒸蒸，咯燥欬嗆，納食日減，乃損至精髓。草木攻邪，日加剝斷，參芪養氣，雖元形質，投藥必不見也。無治病之法，可見。蓋以有情之虛養氣味之氣，強望胃納扶持，至春回冬谷，再議丸方。身體血蒸，夜嗆火升，用糯稻根鬚漂洗陰乾兩許，煎湯服，此能退陰分燔灼之熱。種植以來不見天日，得水土之養液而不耗之藥。人參能助血之藥，草云陰中之陽，其氣主升，故不宜單用，恐少陽易熱，欬嗆甚，朮歸地皆為難濂，以人乳鍼砂粉和参末捏作錢許小丸俾濡養血中之氣藉人身之生氣胃氣略好當與景岳一氣丹去膏脂中之紅鉛一味去間氣之真者以真坎炁苗枝代之合乎二五之氣以默運之

風溫上受欬邪上逆臥枕則欬也欬冷類也先以輕揚開上再議理欬

吉更　兜令　米仁　苓　通草　象貝　急火煎

復　輕可去實恰當上受風溫但左脇引動而欬也經言左升太過右降不及然非肝木之有餘雨水春木於動氣升上衝皆血液之少不主配偶之義

甜杏　玉竹　甘草　桃仁　麻仁

咳痒喘者也形兼忽然今早便痰以醒咽乾不渴擬養胃陰以拱肺

扁豆　沙參　南棗　元米湯煎

評氣伏濕脈數汗多氣喘者食不易運病在手足太陰

茅朮　扁豆　米仁　桑皮　杏　文　參

冬年中冬季喘嗽是元海不主收納衝陽升舉飲邪上泛但過勞行

喘嗽益甚也閱古都主八味腎氣溫養坎中之陽收納失散之真不主

消瘦傷肺胃竊恐入暑所致余擬前賢不受桂附之議進柔陽

通納若以建立上中之陽以心脾甘溫之劑與下焦不納矣記

紫胡桃肉　參　補骨用桃肉拌蒸曬乾　鹿茸切片鹽水塗百烘燥　五味　遠志　專熟之

柏子霜 蜜丸

當交四月陽氣大洩從中陰弱失守如有吐血神煩已交夏至陰欲生

漫進甘藥緩補所謂下損不得犯胃也

熟地 蓮肉 炙草 山藥 茯神 芡實 阿膠 柏仁

秋暑失血初春再發脈左大頗能納食金匱云男子脈大為勞

極虛亦為勞要知脈大為勞是煩勞傷氣脈虛為勞是情欲致

損大旨病根核在安靜一年可愈

芪 沙參 炙草 白芨 米仁 南棗

血症發後從虛氣弱暑氣分侵而寒熱脈痛飢不欲食雖欬嗽

未藏當治其本即急則治標之義也

炙草　扁豆　木瓜　厚朴

肝主筋腎主骨陰器者宗筋之所聚男子天癸未盈強通其精則異時必有難名之病今患腰膝痠疼筋骨短縮大便結澀小溲淋瀝足腿消爍筋肉拘攣無非肝虧腎損所致切脈沉細而兼澀數乃精不營筋又有伏火內經所謂發為筋痿及為白淫者是也治宜滋腎舒肝使精血得充則筋骨亦得和柔但此症日久非一朝一夕之功幸勿期速效

熟地　歸身　牛膝　肉桂　炙柏　線魚膠　續斷　枸杞　水菖心服

嘗考李文伏變幻因天地氣機大衰身氣久虛無以主持故見病治病

無功而究中納下焦、復發入秋常進附子七味丸頗合今秋分節
天氣降地氣升緣熱氣傷害體未能收肅是以肢節時冷頭巔欲冷
無形病久諸氣發斯外衛之陽少護液髓暗耗以血脈不營而陰乏
內守凡此皆生氣之發洩也急當溫養益氣填補充形俾秋冬
助其收藏預為來春生發之用內經有四季調神之訓今當藥卞宗此旨
鹿胎一具　羊肉腎生　打炙狗腎付　肉蓯蓉二兩　熟地砂仁　茯神兩半　五味兩半
湖蓮二兩　入乳粉兩半　柏子霜兩半　紫河車一具　青鹽二錢　右用法膏并搗地黃為丸　早服牛參湯下
產後睡脹不愈頭然下焦先虛肝腎氣散不主收納形寒咳而食少瘦
似形消肉削治從溫納分利攻消法

濟生腎氣丸三錢　磨沉香汁沖開水下

身熱解墮無惡風汗出如雨喘渴不任勞事內經謂之漏風症此飲酒汗出當風邪留腠理也

白朮　澤瀉　麋銜草　新会皮

音啞者陽邪搏于三陰少陰之脈循喉嚨太陰之脈連舌本厥陰之脈出咽喉故也然陽邪搏陰之絡亦未易治

甘草　桔梗　姜皮　麥冬　川連　杏仁　生蒲黃　生地

上燥治氣下燥治血此謂定論今陽明胃汁之虧因久痛嘔逆投以香燥破氣津液劫傷胃氣不主下行腸中傳送開闔皆失其職

司經云六腑以通為補豈徒發燥而已所議清補胃陰為法

鮮地　梨肉　天冬　人參　白蜜

未交四旬天癸先絕今年五十有二初冬脊骨痛引腰膝跗無力動則氣喘立則傴僂卧則鳴頭暈上熱下冷呼吸必經脈閃痛時有冬盈穀食日減少味溺短便艱怯隱此為經脈病淋帶疼痺廢棄之病夫督脈行于身後帶脈橫束于腰維蹻主一身之剛維今氣血索然八脈失養經謂陽維為病苦寒熱而諸脈歸肝腎陽明之間故所患不與一所交交天地氣機天氣主降為失歲失閉又見泄越之象治病當問法古人所云痛則不通痛無補法此論邪壅氣血之謂

今以絡脉失養是用補方中宜通八脉如正冬至小寒陽當生復病勢反加調之得宜天暖溫煦可冀痛止然陽藥若桂附剛猛凡藥若靈〻仙狗脊之走竄絡皆劫奪耗散用柔陽辛潤通補方妥

鹿角膠　鹿茸　蓯蓉　归　杞　杜仲　牛膝　菟　角霜

勉强搖動精致易囊縮綻不但形弱偏傷肝内脉竅皆為收引咽喉牽絆自此食物病從臟少由精血之傷乃所最難自復少厥兩陰脉循喉嚨開竅之陰既遭傾傷其氣不及充盈于八脉見症皆拘束之狀上年進柔劑陽藥服後頭巔經脉皆脹乃發急嗚想是臟

陰宜靜謐以宗与身体必加惕促不安宜乎升動陽之藥不靈矣失廿

陰内熾眞宜温養訣法、厥陰於火内寄衆宜甘涼仿丹溪潛陰

法所錄高明之定儀

龜板 知母 茯苓 秋石 生地 阿膠 遠志 柏仁

濁既膏淋日久最易損人津液絡脈遂槁況八脈隧道行遠迂

迴補劑藥力罔効難經謂十二經屬通渠旋轉循環無端惟奇

經如溝渠滿溢流入深河不与十二經並行者也樹根艸皮此恐

不堪奏效須用血肉填補固攝庶可希冀獲效

鹿茸 河車 人參 於术 苓 湘蓮 縮砂 雀卵

茹藘　烏賊骨　雀卵　河車膏為丸

瓜果冰寒、暴涼、迎風內外兩因，舌白渴不欲引飲，脘中脹滿煩不能寐，身多熱診不安，渴嘔，此足太陰中寒，已經冷汗肢厥，脈弱濡伏緊，猶以疫散方藥止吐，隔靴搔癢矣。

生艸果　生於朮　藿梗　設姜　朴　丁香屑

長夏外受暑溼與水穀之氣相併，氣阻蒸迫，上焦不行，下脘不通，不嗜飲食，目黃舌白，邪結氣分。

杏　朴　苓　薏仁　夏　姜汁

陽明脈衰，厥陰風動，經絡交虧，麻木痛癢，肢節牽著，久而成

痿當以護之劑

芪　杞　附　續斷　防風　白芍　遠志　首烏

雖年秋月時病愈後食蟹自必辛凌內症遂致傷營吐血先理清營解毒

蘇子　麥冬　蒲黃　細地　丹皮　雞距子

裏急後重腹痛便膿秘塞不爽久延變成是腸澼不通法當宣通瘀血

紫菀　朴　地榆　當歸　芍　木香　查　壳

瘖啞而痿者內經謂之瘖痱此腎虛已衰入于陰也由傷勞至腎耗奪真陰當以內養為主非草木之藥所能挽回也

河車大造丸

狐疝者厥陰之病也發為睾丸痛引少腹得嘔氣泄則止此屬寒濕
之阻議以利溫溫經祛風丸方服久自愈
川楝 茴香 淫羊藿 當歸 苓 澤瀉 夏 杜仲 泡淡吳萸
韭子 砂仁 防風 胡蘆巴 雙合丸日服二次每服二錢

產後兩三日惡露即止下白花如膠係濕阻發寒熱形更惶半月食
減氣壅延久必致虛脫且擬補虛鎮墜以使氣逆氣降進食庶有生機
赭石 旋覆 夏 人參 苓 新會 白芍

復
服前湯逆氣已降飲食能進乃向愈之機然產後肝腎自虧
若不慎納恐氣沖復逆

熟地砂仁 參 杞子 白芍 苓 生杜仲

溲 進熇納神气難振恙熱未已白苔仍下濕尋升發宜用補濕破痰
引邪以冀瘧止

青蒿 鱉甲 苓 归 桃仁 新会 炙附

暑收濕熱瘀結心下擬苦降辛泄以邪自解矣

淡姜 夏 苦 杏 连 朴 實 茯 至宝丹

風濕化熱上尋肺氣咽喉阻塞胸脘不通故呻吟呼吸不爽上下交阻遂
而昏厥乃閉塞之也病在上焦前医請食發散表裏混治久延必致
陽鬱莫救

芦根　滑石　通草　梨皮　桑葉

脉濡數中暑々為暑邪晝屬陽分故壯熱勢而煩渴夜靜屬陰

邪遍于內則飲食讝語皆由體虛邪甚致此經謂暑傷氣陰屬虛治

未敢以擬恐亟遽侵伐元虛

絲瓜葉　金斛　知母　滑石　並以待冷入西瓜汁一大盃

凡三陽症邪未入裏歸腑尚在散漫之時用承氣湯誤下之以熱不

解而下利神昏妄言見矣擬苦泄以通腑氣仍用葛根肌解兼

表始半表裏兩解之法也

葛根芩連湯

脉緩浮身熱不止汗出不均汗裹此風濕熱鬱於表發熱為黄擬麻黄連翹赤小豆湯

麻黄 杏 生梓白皮 姜 翹 赤豆 草 棗

熱邪入裏脘痞按之則痛脉浮滑者此邪結胸也擬仲景小陷胸湯 小陷胸湯

脉濡而數至暮昏亂身熱未央腹痛便黑是為蓄血擬仲景桃仁承氣以逐其邪 桃仁承氣湯

身重汗出疼痛脉浮緩此風濕相搏於太陽之表陽虛而邪尚通營衛以固表桂枝附子湯 附子 桂枝 甘 姜 棗

口苦惡熱腹滿虛煩汗出〃陽明症也内經云邪中于面則入于胃而未
全歸腑故曰是症擬仲景梔子厚朴湯
　炙豉　梔子　朴　翹　只
脈沉微下利嘔逆身痛四支厥冷少陰中寒宜四逆湯急救其
裏　四逆湯
脈微下利厥逆煩躁面赤戴陽顯然少陰症格陽于上也用白通
去胆汁以胆汁損真陰也
舌縮語音不出呼吸以喘二便不通神迷如寐此少陰腎液先虧溫邪
深陷陰中瘈瘲已見厥陽内風上冒本質素弱邪伏殊深也為棘

予議護下焦之陰液解温熱之邪藏以奠其華一

阿膠　生地　元參　菖蒲　黄連　童便

脉濡懶倦多汗口渴挾氣虛而渴是暑傷金宜益氣保水之原

麦冬　人参　知母　五味

善食而飢經謂癉成消中膏粱蘊熱故也禁亦芳艸石藥以發癲芳艸發狂可自死之清胃湯瀉熱甚或可血

桑皮　只殻　連翹　金斛　翔芷

憂驚不樂神志傷也心火之衰陰氣乘之所以悽戚擬大建中湯

脉洪大煩渴汗出陽明中暍的係白虎湯也　白虎湯

脈沉微腹痛吐利汗出太陰急傷 擬冷香飲子 冷香飲子

瘧也譫語少陽氣血凝阻

蜣螂 金鈴子 三稜 桃仁 䗪虫

歸身 胡索 韭汁丸 蓬术

小產後肌目似乎豐溢是陽氣發洩於外而陰內不足病樣也好何地

纏綿在女科莫甚于奇經氣血逆亂擾動肝脾心胸痛發而隱出

遇怒着冷痛也胃陽已衰厥陰易逆先理胃陽用辛溫法

人參 吳萸 苓 夏 乾姜

從來蟲育乃是氣血不和所攪丰溢是外感內熱肌目疹痒搔摸

成塊風在表濕熱在裏乃是氣分之病久延大患而取效最難明理之症

治肥人不可妄投攻表滋潤易當于夏月施砭刺法可效

虫蛀米須　生香附　殭蚕　白蘇皮　白芥子　蘇梗

男子七旬下元肝液已少陽氣升騰陰少承供目患先從左起肝主左升也無害內熾陽上蒸迫眼障失明顯然水虧無以生木不足之症焉能用龍膽炙柏瀉火之理倘尚寒傷胃嘔膈莫救

羯羊肝　穀精草　甘菊　首烏　夜明砂　杞　珠粉

高年疝瘕是下元虛寒氣冷凝逆結聚攻墜乃沉痼之疾最難取效緩氣助陽鼓動陰冷形濁氣猶解不過暫時小安可病在肝腎道路

行遠藥必從咽入胃由胃入腸始達病所而上中焦病之處受證藥攻魅之累倘胃爛妨食何以救療夫濁陰盤踞出形例取純陽氣雄之藥昔胡大夫翁高年痛症用十全大補不效喻氏擬其半陰半陽能法議附為丸參苓為衣藥間知已參苓過胃始露猛烈之威靈恰攻病所此議議也正

生淦附子　淡姜　當歸　研細末真米安息之搗小丸以覆末不拘幾廿為衣早服之少少進過湯送下

年方二七長者呵責受驚即起痫厥驚悸皆內犯足厥陰肝述前先見頸搖病發仰極反弓是厥逆內風由勞上胸起必喟然嘆

日系胃膻中神昏目蒙蔽也小便通利得魁者小腸未得泄渴
心胞蒙神不降也是症當理至足厥陰諒施針刺以宣其絡服藥
未易有功　至寶丹犀丸化服
精氣不旺邪留胃絡不解大凡邪在陽可散入陰之邪必溫經可
託出留邪爲解之化之不全也
參　芪　鹿茸　當歸　細辛
心當生旺之年鬚髮蒼色變梳入身髮屬心火而發上眉主肝木而逆
直似生鬚應腎水內不足而色不向榮且脈象弱亂男子精血敗衰
常不爲不育之徵法當寧心神以安靜寡慾養精妙選与療病

弱女質經謀怡悅君拘禁愁煩道三十時長兩日半之二日庶幾望之

史毓麟方

菟絲　五味　茯苓　線魚膠　補骨

茴香　蛇床　兔絲　家韭子　沙苑

滯瘦但經脈之中氣瘀濁但絡脈之血病也難治血之經水將至之

經必腹痛堅脹上午用烏雞骨丸堅脹熱緩痛減不時舉發今

議治法經水未時用回生丹三四日經過用此方但主宣通絡血中氣

而免脹悶之累

鹿角霜　龜板　香附　熟地　查　茴香　蒼朮　參　鰾魚汁為丸

肺家留血頻年喀嗽屢述痰血咯出此長久文語易升騰而霧天燥劵
清肺之絡迫損肺之絡血
阿膠 參 天花粉 地骨 桑皮 豆衣
久熱口渴全耗陰傷氣謬頻渴安受熱蒸喘越寒熱候熱而至驗歐
舌色絳赤顯然由臟絡之空虛致陰火交灼陽拂經義從下交
陰難易速功肝腎病必累及蹻維所致
復 知母 麋角膠 元武版
問生產頻多經水失期此衝脈厥氣直攻心下引脇環及少腹嘔吐
里水里內胃衣之水便云稀里乃腸中之水經年累月病傷胃陽削減見病治病務在安眠進食爲議倣仲景胃虛上逆例

参 半夏 橘 苓 降香 沉木

喻氏謂治救先入肝胆慎其厥之可以壯胆好飲以平以致發癎貞陽毒頗以分風以分貞勢癃急痼樁厥逆全歸肝絡矣用藥以大苦大寒直清貞下

芦薈 黛 龍胆 郁李 胡連 梔

瘰癧從傳志易然而未久整等大燼灼值産育頻經八脈不固陽聚脈動經來先崩內經令絡傷必血內溢脈來露數肌肉易耗陰之不主內守浮陽擾越躬翔於痕没脈雖用温煖之藥平昔飲論不甚甘味滋膩徒然参苓僅列中宮丸經水必由血海而下

血海即衝脉自述眩暈痠楚其損已入奇經致崇元所謂賢人凡不受
溫藥趨散必受震靈丹以固下更佐能入奇經之品通補兼進
參　神　茸　人乳　桃　旱蓮　杞　歸　送服震靈丹六十粒
上年起病食物不甘美既學可鳴足力癢爽年周甲子向冬日衰下
元之氣漸衰水乏之生木之司液少以肝木內風鼓動木乘胃土必食入嘈風
陽上巔攻竅上實下虛醫西腎虛更地填陰原不為過但腎水內虧真火
宜溫肝木內火宜涼凡益腎取乎溫養必佐涼肝以監制方合偏覺是症倘加
暴怒煩勞必為辛中之累戒酒肉濁味上集過濾慎下焦瘦火阻礙請開懷怡悅
五志之火不燃內起之病關係臟與不徒求治于藥也

熟地　人參　巴戟　沙苑　牛膝　蜜丸入夜吞三錢

石斛　菊　蓯蓉　白芍　綫魚膠

渴飲向愈自更以用力舉重恐大盛消血不發時之陰虛是矣

孔子知老病入於身前論堅任脈失其擔任小便通利腎宗藥

參　天冬　熟地　蓯蓉　川斛　吳萸

濕毒內燔吐血甚後六七日後將血又從便出濕熱性先入肝腎

次及胃絡與臟腑一付箋治勿驟用膩滯陰藥

金斛　丹參　穭豆衣　銀花　地骨　丹皮　梔　苓

初去脈動而不鼓知收藏之司微矣壯年未育晨吐黑痰皆水

乃失交精氣不充之象，胃旺納穀，當崇填下焦，不必以滋膩爲患。

牛骨髓　羊骨髓　韭子　線魚膠　遠志　芡實

金櫻子粉　五味　海參膠　熟地　鹿角膠　建蓮

兔絲　沙菀　首烏　伏盆

男子思慾未遂，遂陰火內熾，五液日耗，但孤陽升騰，熏蒸上竅，已失交泰之義，亂則事之危。凡陰精殘傷，務在胃旺納穀，生陰令明。嗽乃鼻淵，竅久遺，陰火之過也。涼連解，必不能病，良由精血內空，草木藥餌不能生精充液耳。

豬脊髓　阿膠　川斛　天冬　生地

心中火洞下焦名冷熱乃遺精便泄議用三陰補方

參 藥 茯神 五味 杞子 建蓮 線魚膠 熟地

脾胃虛微不運名瘦噎氣腎虛陰走遺精名夢

參 藥 熟地 建蓮 牡蠣 龍骨 杞 鹿角膠

男子脈大為勞畏因陽不伏藏初夏陽升血溢皆內損此固填精固

氣是為藥飼靜忏絕欲經年可復

線魚膠 沙苑 五味 龜版 茯神

金櫻膏 石蓮 芡實 淡菜膠

總交春三月每夜寒熱開歛汗出是皆陰損于下孤陽獨自上冒

也虛勞兼以漏瘍加以情懷抱鬱損傷不在一處少腹及脇肋痛

治在肝胃之間

桃仁 旋 丹皮 新絳 青葱 柏仁

慎固色慾遺精已發新正勞煩氣泄病仍神怯精奪當此時泄

氣餒以安神固攝法

桑螵蛸 金櫻子 茯神 參 龍骨 當歸 金箔 龜版

勞病先傷陰氣繼而陽傷交季脾胃不和䐜脹腹鳴晨泄

陽虛則寒陰虛熱益昏虛不能復元之象殊草木可為病人述

腹中氣逼小溲用藥當宗此旨

参　苓　白芍　术　穀芽　新会

右痿足痹舌瘖，證由少陽呵欠嗽呃，診脈小濡而緩，此胃納失司，肝風震突。但病起已以暴，脈必益偏熱，究等，逮上經揚脈之勢頗殆。七日以來，當陰陽經氣之一週也，不必以時邪引病為感冒。河間宣明方論中論語舌強難言，其咎在乎舌下筋脈不主流動，以腎脈榮故舌本乃其主，地黃飲子取意濁藥輕投，機關流利矣。若音發乎上，氣竅熱並，付此為宜。

熟地　蓯蓉　遠志　石斛　茯神　杞　膝　石菖

產後下損八脈交虛，形急內熱，骨痛乃嗆，血液日耗，生氣不充矣。

李不復宰陰發泄司令延爲勞瘵矣

杞　歸　紫英　沙苑　茯神　蓮肉

產後陰傷發熱似瘧兩月病發白帶淋漓八脈空隙大著腹痛

瘕動下元虛憊議固下真通脈方

參　鹿霜　苓　歸　菟絲　粗桂枝木

產後十二日診脈數疾上湧下垂此血去陰傷孤陽上冒內風煽爍燎

肝魂不寧面赤頭痛晝輕夜重陰弱陽亢上實下虛若不按法旋

治必增瘈瘲厥逆議鹹固益下和陽方

生地　牡蠣　山萸　阿膠　麥冬　元參

產後脉寒舌白背冷汗身疼痛乾咳不飢是血氣兩損不得復元已甚為之慮急當培養足三陰以藏真以肺經該從再及胃氣用貞元飲

產後升降日腹脹不減臍脇氣逆二便不爽此因下焦虛寒肘易失氣化之司先宜通陽俟脹勢稍緩再擬之方用五苓加椒目

此血痺之症產蓐百脈皆動其息虛則邪氣乘隙而入經絡始而熱勝繼以寒後邪漸陷于陰絡致夜偏劇汗後神昏譫語由邪過神明豈是小病正如仲景云故汗出易驚譫同治例議擬逍遙散為藥

産後絡脈傷腹痛頻發嗔怒食物不宜此也當調和脈絡虛不足成痼疾宜葱白丸

胎殞傷傷于下厥陽于上逆久有表風病痼痞心營衛肺最為鬱蒸是神志或昏或清皆失攝風痰鬱蒸自行豈是疼痺能用經法以補之焉

枇杷葉　米仁　杏仁　通草　云苓

下焦陰虧不能裹攝故化為厥陽上逆頭痛又産後黃病損

甘艸　熟地　神　芡實　山藥　蓮　石斛

蓐勞下虛漸泄近有風溫欬嗆發熱皆用太陰上焦藥四七日

桑葉　沙參　麦冬　玉竹　甘草　扁豆

久瀉無不傷腎況兼產後起因補中必兼理下是為脾腎兩補

七味 杜仲 參 茯苓 菟絲 參 補骨 白朮

肝腎內風為厥腎液下竭水不生木而藏納失職此壯年已見下虛上實之象大意養腎主以溫潤佐肝須得清涼乃仿復脈法

熟地 參 遠志 蓯蓉 鹿角 柏仁 補骨

牛膝 黃柏 天冬 羯羊肉煮爛為丸

煩勞傷肝暴厥若降和陽使清神不為濁擾便可清爽此論平時遲調養肝腎之陰宜至靜之劑從經旨下虛上盛主治

生地 熟地 龜版 菖蒲 遠志 參

脉右澀左微色瘁不華食減不能健運變脹溏泄此中宮陽氣欲寂法宜辛通温補失治釀成中滿難調

参　苓　茯苓　炮姜　於朮

驟然驚駭經絡氣亂有失常度之旋行是以脘脹無定所飲食如常病不在裏何以御之難治調其氣血以俟營衛宣通

桑枝　遠志　归　桂枝　勾々　白蒺

脉沉右小左虛大腹上下動氣臌脹不嗜食艱于大便此中虛之大患肝氣內變是用攻伐消導宜泄肝和胃

参　益智　欝時　吴茱　烏梅

寒濕損傷脾陽遂成中滿之症乃氣伯不化所致

附　姜　參　苓　杞　芷　巴

脈弦沈飲水初因食物之滯繼因下奪太速脾陽頓衰寒濕凝為

腫脹矣

服　參　姜　陳皮　朴　瀉　杏　甜葶藶

懷抱悒鬱營血受傷以暮脘痛甚係傷陰絡所致痛也

柏仁　桂元　茯神　遠志　陳皮

積勞不足過費有加思慮結鬱心脾營血受傷口味甜血遂溢稍

過飢脘中痛營主中焦宜以歸脾養營之劑

參 棗 遠志 神曲 归 白芍 桂元

脉左大堅弦肝風動剋脾胃絡脉不和不飢不寐口燥便溏右脉脏虚兼理中焦之法議用茯苓飲法

苓 只實 參 吳萸 夏 陳 遠志

按太陽經之脉既會在背脊骨向十九椎之旁小便從此出許是太陽之氣不固也凡了將雨必頭眩目花經云頭眩皆過在巨陽是情氣之不壯也勞必夢寐不安而遺飲食不思即作瀉是逆其志而逆化失常此瀉在下焦統屬太陽病後陽不能保舉而生痿痿之疾議甘珠丸大安腎丸理脾先實自必獲效

鹿茸　神參　茯苓　草薢　兔絲
秋石　柏仁　斛　補骨　白蒺　桑螵蛸

鼻冷涕淚腹脹形瘦色亮奪飢而喘渴氣已憊濁陰自聚
胸脹滿不食危期至速勉議通陽方法
參　苓　附子　乾姜

脾胃不納腹膨痛夜自汗先賢制常保和丸佳鍋巴陳茶姜湯下

脈沉遲腫脹腹滿足縮溺不利起于六年久久底瘦飲咳喘氣逆不得臥誤認腎氣水腫之症藥治遂誤致增劇難挽勉擬進濟脊以丸

以通水道以小便頻利莫見熱澀

久瀉傷腎下午發昏由於沖逆奪、藥所宜擬溫腎法

屢通大便膚熱不減是陽氣、益傷陰陽益離矣進通陽法真武

湯去白芍加降陰椒目

腎陰陽虛以乏納攝之權濁陰凝痞少腹微覺有形為昨脾陽虛以

健運失司食少易泄、既屬內傷固以通臟真為最及步益火燮土度

中不之陽以安迄今圖治至夏、至一陽來復必獲全效

川椒　附子　白芍　苓　甘艸

因時病而不慎口腹以致積、瘦喘逆肌日消爍食不腫脹也以吐食而啟

虚損矣病久土不生金金衰則不制木互相戕賊尽不能越之策議以養金制木使中焦無賊邪之患壯火培土使上焦得傳化之權亦是一法未知何如

甜沙參 淮麥 蓮肉 南棗 山藥 冬 燕窩

痃素胃弱向係肝易動燃今衆眩乃鳴心悸議甘以養胃緩肝佐酸味

棗仁 柏仁 炙草 藕汁 生地 北沙參 麥冬 神 蓮肉

肝易上巅頭旋耳鳴麻痺足冷微嘔便溏經但三年久病治從血絡法

茺蔚 柏仁 杞子 料豆 首烏 甘菊

詢左脇下每日必有小痛遍時負痛布散胸膺背部從未不延及于腹中

下焦是腑致為病凡久病從血治為妥今既偏患于上脉象分之但而致此凝飲
瘀濁之但此非守中補劑所也但攻法必用丸以緩之非比驟攻暴邪之治
當用穩法議以陽明少陽方法俾樞機開闔舒展諒必有俾益矣
生南星 生香附 風化硝 炒半夏 茯苓 生白蒺 共研竹瀝姜汁泛丸
腑氣鬱滯為熱中宮少衰為虛腹滿脉濁口中味淡乃幼科疳之病
使君子肉 雞肫皮 肉果生 連生 乾蟾炙 枳實生 蒼朮炙 陳皮
查肉 白芍 參三 飯灰 水泛丸米飲下二錢早上服之
腹痛三年夜分乃發必腹滿脘不舒物繼而泄瀉此為脾病脾為太陰之藏
左藏體陰用陽厥陰肝病必犯太陰見症用治中法

參　朮炒　煨薑　陳皮　青皮　益智　苓

淋瘧愈後去年交廿八月後發雖係肝膽鬱故然必是暑邪內蘊小腸皆均之不利胸腹如痾溺色赤混如血宜先導赤宣腑湯然後再調本劑

捲心竹　寒水石　車前　牛膝根　橘紅　枹　鬱　滑石

思精而屍發閉塞此淋症也古云通痛則不通用今年法

杜牛膝　鹿麝香

脈細已遺症是陰虛不主收納因沖氣上激為欬嗽肺為氣益今胃納頗好急宜填下從陰引養尚可圖愈

熟地　杞子　建蓮　茯神　山藥　芡實

此痿症也因肝腎兩虛之陽明脈絡失用筋縮牽强足痛不能動作當温散下焦炎進蹤解

川烏　細辛　萆薢　乳香　沒藥　韭菜地上白頸地龍　蚕沙煎湯泛丸每晉之陳酒下

形瘦身長年乎木火肝風內動挾火上巔忽然眩厥跌仆況陽本遺陽陰分久虛擬壯水之主以制陽光法

生地　熟地　天冬　麦冬　川柏　鹽水炒

陽邪入厥陰之經嘔逆三三日不止腹痛便秘發熱口乾手足冷

麦冬 蔗汁 只貝 沉香 连 阿膠 粳 参 北杏 [illegible]

痧是肺胃氣分鬱火內迫津液已虛受損元氣全復更為虛熱內迫

見血不必為陰虛治之然須入末用清燥意、

二冬 知母 川貝 梨汁

久嗽失音脉小涉冷衝氣入脊為也此係肺虛餒以易醫益沉家有虧耶

桂苓甘味湯

奔走煩勞暴熱上蒸致身中陽氣泄、交於陰四肢麻木內風屬陽之

化乃屬肝、性剛柔劑勿負若用風藥益助其動陽是亦有矣、

生地 天冬 藕汁 沙參 桑寄生 女貞 杞子 川斛

夏月足斷肌膚是地氣着人之濕傷在太陰當時初病失血繼而嘔脹拒食此脾胃濕傷變矣乃爾

人參去 澤瀉加 益智 朴 茯 橘紅

腸膈左右懊憹不舒嘔逆帶血凡人臟腑之外必有脈絡拘絆絡中乃聚血之地中年操持皆令耗血血不和氣氣竄入絡病狀難以自明宜通血分以和絡俾不致瘀着可免噎膈反胃

新絳 蔥管 橘葉 桃仁 蔞仁 勻

面黃泛削瘦無神腹大臍突足冷脛寒自言此着豐也曾經攻用藥攻下下必傷陰而脹滿不減乃陽陰錮閉陽傷見症病在不

治之條但用藥究宜溫散以冀通陽泄濁

生川附　椒目　乾姜　小茴　車前

厥陰大氣用力氣逆失音雖陰虛陽浮亦必用輕揚專上

桑杷二葉　生草　象貝　米仁　沙參

沖年陰火未寧情志不和易于動怒氣火逆逆絡血隨之上溢何納谷不旺氣衝血上必須摩氣降血不出口但絡中離位之血恐致凝瘀過越日必氣升湧逆矣

蘇子　丹皮　降香　桃米二仁　炒查　韭白汁

少腹痛堅攻及當臍每午後必氣脹漲痛貫串膂尻環跳肉腠

之間肌膚必漸浮腫而問經事愆期僅得些微著水是陰氣之入血絡病蓋起于產後男亦奇經八脈身傴不直腑不能仰此肝腎入奇經之見症　炒枯腎氣湯

此痰飲痼病勞怒遇冷即發十年之久焉能除根

桂苓七味甘艸湯

此肝病也肝屬木主筋木臟內寄相火情志不和自內起燥筋攣腳腿攣為之牽強不舒惟怡悅靜養可希漸愈藥無除根之理

首烏　杞子　桑寄生　归　杜仲　沙苑

氣入厥陰之絡結為氣瘕病則氣脹上升氣消絕無形跡於年下

元已乏勿與破氣攻泄宜溫養下元為主服後脹是阻將當佐以
通陽倣鹿茸丸法
鹿茸　麝香　歸　青鹽　韭子　蛇床　伏盆　大茴
色脈是陰虛欬喘妨食納乃陰乏上承熱氣從左上升內應肝腎陰
火前議復脈法大便滑泄知胃氣久為藥傷不受滋必當用靜
宜以補之豈偏寒偏熱藥能愈
參　扁豆　茯神　木瓜　石斛　沙參
病起瘦飲冰為嗽喘分寒遇勞即發發必胸脇氣脹吐出稀涎濁沫
病退必瘦濃氣降乃已凡飲邪皆飲濁凝聚兩年之久沫之服

中痞胸膈食肛門尻膏虫宮之爲行動話言時時氣墜若欲大便
頸項背處不能收拾感于左前見瘦似嗽苟能辛解中風
冬冷乃致聾啞錮疾　腎氣湯加柴胡桃研爲汁
清竅在上清氣不播鼻竅宣通固是將息但久爲氣錮溫瘦必生
　茶調散臥時服下
勞怯是腎精內損真陰枯竭虛雷之火內燥爲劇嗽胃肺循喉嚨
受陰火煩灼糜爛而痛久之爲巖精走生不爲生發胃氣已索
草木何能挽回　豬膚湯
肺痿失音形枯氣損用甘藥調和不宜辛散傷之矣

黄芪　白芨　米仁　參

望七精力不及壯歲凡男子必下焦先虛跌仆致損乃係於傷筋縱骨短屈不能伸是足於踝間着瘀凝須俟夏月令瘍醫磁針砭刺可冀還步耳

讀書身靜心勞兼以夜坐學易易廿年功雖未完烟然情欲一節多發不自保惜陰中龍雷挾木中於火沸動失血咳嗽是戕陰不妙寍謐皆緩去卷早眠晏起百日中勿加雜念擾亂可以全愈若以草木希冀非妙領也

知柏八味丸加五味子

瘦人多燥痺症熱氣由四肢末梢至中焦胃中津液為邪熱劫爍不飢不食口味不美是胃陰傷也人身不過陰陽二氣偏則病離則不治矣

人参　麦冬　知母　生地

性情固執氣質少靈慧凡心藏神腎藏精少年先病精神不易充旺宜用六味加遠志菖蒲開通心竅腎精俾得兩相交合

上年七個月小產二次再加冬季服事病人產虛在陰勞傷在陽此欬嗽吐粘濁氣逆嘔食由來也凡食入胃傳腸此欬是下虛不納氣衝激水上泛胃是遲運行食不繼出奈庸工不明傷損陰中之陽僅以消痰清肺一派冷涼必致胃倒敗壞

桂苓甘味湯

十年前因夜食凝滯阻氣食物逆胃脘痛嘔吐病發脹大如懷
妊以氣後泄而脹消經准不孕來必腹痛病根在氣分用藥必兼
祛血分之凝仍合病機
吴萸 蜀椒 川楝 良姜 延胡索 蓬朮 生香附 南查
生姜汁泛丸
食物有形之滯從胃入腸若心胸之下皆爲陽氣游行之所因初
起傷食然年凝氣則胃陽不旋轉而致結痹
栝蔞薤白白酒湯
經水不來是帶脈無血古云氣旺血自生大忌通經
參 桂心 歸 苓 鹿茸 精羊肉膠和丸

腎肝內損，必致奇經失職。俗醫混稱陰虛，僅以錢仲陽小兒所用六味丹補陰和陽，益藏泄府，安知此附仲陽配虛損設之？

參　河車　坎炁　人乳　秋石　卷　七味　柴胡桃

左右為陰陽之道路，向冥年歲操持經營且不暇，和心境失暢，氣血不和，久則東挾為痛也。于夜甚，易氣冥難入，夜陰用事而病加也。十二味養營法

男八珍加陳皮　桂心　遠志

半產室于小產，左脇下瘕形，是氣聚所結，攻之則變為中滿。從前有震動胎墮嘔逆穴數之傷，今當培養血氣，正旺則病自消，不可怠惰，致延是勞怯。

归芍　参　於术　鳖血炒柴胡　南枣　炙草

气世用易药固气，若治咳嗽，恐引入劳病一途。

黄芪建中汤加参

幼年成婚太早，精气未充先泄，上年泄泻，继加痰嗽，纳食较少，形肌日瘦。今秋深咳痛，是肾精内乏，阴中龙雷烁闪无制，当此秋令肃降藏职失司，明岁春雨菊花开遍，此病危矣。

秋石拌人参　生紫石英　紫胡桃肉　茯神　女贞　五味

織梭肢體皆动，过劳以致气血不流，偏倚为病，左胁痛，失血，肝络伤，瘀凝久留。

桃仁　延胡　降香　丹　勾

卅

上年產蓐後乳已見血疵之象延半年後經水不至少腹瘕氣已形病人自述背脊常冷心腹中故視面萎色奪詢食少不美夫督脈為陽脈之海由腰而起劑頸而起還下元無力陽虛背寒任脈為陰脈之海衝氣攻之絡為病考內經圖異病機究然在目此產損蓐勞非是小恙若欲醫少者年見宗熱經閉而為浪瀰纏日久速其篤已

參　鹿角膠霜　粗桂支　歸身　杞　沙苑　白薇

四十七

病人自述腰以下顏然痿躄肌目麻木枯寂二便不爽上下氣不接續顯然崩漏之血得不下交于血陰中年日就衰奪惟辛補調燥兼炊絡虛氣攻痛勢漸緩

郁李 杞 茯苓 冬葵 柏仁 桑寄生 松仁 黑芝麻
故滿經絡下如卵形已見血損氣結擬任脈為病女子帶下瘕聚少腹形
象是也血傷忌傷氣燥溫熱但血藥不取沉降血中宣氣為是
查炭 茺蔚 赤芍 新絳 生香附

肛
精未生成早泄最難充旺至今未得生育視形瘦向飲少精薄易泄
形脈不受剛燥陽藥議藉血肉有情溫養蓄血
鹿鞭 羊內腎 茯苓 瑣陽 兔絲 杞 茴 牛膝 青鹽

左
每至夏令六月喘咳向宿病復發既愈以仍然鼻塞火升上熱下冷經水或
前或後形瘦脈小數是陰弱不旺肝易左升太過右降不收夏令陰伏

于裡陽泄上浮乃發病根由

阿膠 石決 生地 天冬 丹 黑豆 銀花 白芍 丹參

二七室女居溫熱爲之例視色奪脈弱下焦未冬先冷經事淋漓是衝任

虛冷二氣不交冬宜藏陽用溫扶升陽

鹿茸 參 沙苑 鹿角霜 歸 杞 茴 紫英 蛇床

住居瀕海風瘴癘氣不似平原人衆親察處瘴癘侵入腦髓骨節氣血

不知漸次纏過上焦以及清陽痺阻經脈胛思邪正混處貫間草木不能驅

逐憑理而論當以蟲蟻向陽分疏通逐邪

蜣螂 兩 仙靈脾 半 蜂房 半 川芎 兩 火酒飛麵爲丸

忙 目乾能令陰傷秋初巔脹失血是肝火上升衝使然今壯身三月諸當養
陰固脈　參　苓　阿膠　當生　白芍　黑元建蓮

叶 寡居少歡悅之人肝胆中氣火鬱動直上直下莫能制伏失貞淚泣
之用以疏泄淋謂肝脈環遶陰竅用龍胆瀉肝法

忙 癥出痛緊少腹治以宣通氣血第此述病狀已是産虛八脈交損不
敢攻痛　當归　生姜　羊肉湯

让 天癸尚未至肉瘦形悴咳嗽着枕更劇晝夜内外皆熱天明微汗熱
減瘦出或稀或稠咽中不爽此先天稟賦之薄稍長直陰不旺陰虛
則生内熱怡悦勿事針黹必俟經來可以熱除不然即是俗所謂乾血勞怯

復脉法去麻仁

張 任脉爲病男子內結七疝女子帶下瘕聚向經水行不知是氣攻入絡

漸次乃形況産後又十六年不育衝任之病顯然

小茴 川楝 橘核 桂枝 蓬术 香附 查炭

关 秋七月經停幾兩月繼下血塊疑是小産遂經漏不止入冬血淨加以

心嘈椎骨熱〻時微汗微寒凡經漏胎墮下元真陰先損任脉陰海

少液督脉陽海氣爲護陰虛生熱矣以肝腎藏陰精血損傷陰液

長求呆守中上是以究陽陰氣血不和乎

参 阿膠 遠 神 女貞 蔓同 当 艸 糯稻根

武畧用力逆氣与酒色精傷不全失血在長夏熱悶之令胸脇附骨皆痛是肝胃絡傷

桃仁 米仁 降香 參 蘇子 韭汁 炒查 丹皮

医门精粹

4

醫門精萃第五卷

馬元儀先生方案雜症

馬元儀先生案

傷寒六日兩脉微弱且細遺尿自汗譫語身熱重不能轉側此三陽合病也汗下兩不可用發汗則偏于陽而津液傷攻下則偏于陰而真氣損惟有白虎一法主解熱而不礙表裏誠為善法但三陽病脉當浮大今微弱不起以邪熱抑遏不得外達非陽衰脉微之比待徒乎壅則脉起耳

白虎湯

此案認證甚佳足見前賢識力之確新按以下論條皆云傷寒然亦未確且脉何以作現証象以黃連瀉火而主方豈先生所診者皆陰虛之人乎想亦偏之見不可輕信者也

年踰古稀無寒發熱有如瘧狀近月餘神昏少食舌苔黑刺少腹
脹痛上連胸脇診兩脈弦濇（細）而結尺中倍弱此內傷重外感輕係由勞
倦所致病在肝脾二經此勞則傷肝鬱能傷脾脾肝氣血兩傷邪氣內結
治宜保元氣而兼治邪

人參　桂支　黃連　肉桂　半夏　泡姜

服後神昏略爽但津液尚枯寒熱內甚進以存陰清熱

參　連　生首烏　半夏　杏　只　蔗汁　蘆根汁

發熱七日神氣昏憒語言譫妄撫其心胸則痛不可近診其脈左三部
實滯於關尺脈弱弱神此脈不離證中痛而厥脈弱為虛發熱譫語為陽

而脈虛屬為陰証陽脈陰証變脈虛皆為難治所謂枝葉未害而本實先撥也當峻補元氣以使氣充而邪解 擬桂附理中湯

傷寒數日面赤肢煩手足搐搦起卧不安口燥便結診其脈虛細兼結上滿此傷陰結此氣滯於上此受因勞碌腸胃交傷津液方而虛邪結也治須大補疏解

炮姜 只殼 秦艽 蘇子 半曲 吉更 杏仁 紫菀

新按此方似太輕並非大劑陳然後補 武人讀鈔

傷寒十餘日胸結中滿譫語神昏舌苔黑刺診脈虛屬無當神此雖勞陰傷以致邪氣內結証頗危急夫苔黑胃滿譫語雖是陽証至於脈氣虛為虛屬為陰

傷脉病若出兩途泌陽脉陰法在不治生死関頭用藥非易易也

薏仁　桂支　吉更　杏仁　只壳　蘇子　半夏　陳姜

新按此方名從桂支非黑刺各許宜

發熱神昏譫語胃腸否玄黑刺面色枯瘁时有喘欬日晡益甚

此肝木上鼓以火上克肺金失養向胃土無蘇元胃之掬法係條法

依姜　只壳　紫苑　蘇子　杏仁　半曲　蘆根

新按此方仍少主藥

服此後臥片时神氣頗清右脉不透但膚熱不減至按安神方上黑刺去向

後生雖有轉機但津液元氣枯竭之極所恐者藥藥不能挽回莫求天也然用

参　生首乌　知母　生地　川连　芦根

两剂以齿象脏藏胃偏较释血色转逆眠卧颇安但舌苔未去中脘以下尚有滞因此上焦之津液虽回而中州运化失职也若方如只实山查一剂而中满释转用

参　石斛　茯神　枣仁　归　白芍　橘　贝母　生地　炙草

麦冬　连

服后周身发疹表间湿热此系初冬从外达

荆　蒡　葛　防　杏　吉　芍　苏子　薄荷

发热更甚目神昏错谵语面色垂中带黑诊其脉浮之虚沉之涩乃津液元气

兩方之以統法直補氣以陰失自斂養陰以神氣自爽

參　首烏　只殼　茯神　洋安　生地　吉更　丹皮

二剤以如白芍歸身以石斛

偶患風瘟寒後投麻黄汗出不止語音短怯神氣不收面色枯白時有發熱診其脈細濇而虛虛者其氣血細濇者陰傷此元氣津液兩傷之統也蓋麻黄辛温為發汗重剤不當用而用之不能救其津液必亡并元氣亦從之而脫以胃中元氣即寄養于津液之中也神失不收者汗為心之液心者神之宅汗致以并傷其藏而神為之不收矣時有發熱者氣入而陽往就陰陰虛不勝以熱汲之氣出而陰從就陽陽之虛不勝以受陰傷俾不足以更虛更發而不循尺度也今之治法當陰陽兩補

参 苓 首烏 炙草 淮安 半夏 白芍 丹

新按此方未見兩補之藥而乃先生表用半夏是方不入

發熱惡寒口渴胸滿身體中痛晝夜煩躁診得兩脈虛澀此緣勞頓辛積虛之症

勞則虛而中等則傷其上虛則衰其下由是風寒之邪從熱內陷乃生寒熱

邪氣既勝正氣衰虛血不得榮面色則黑陰氣素虧則為口渴煩躁

以中氣素虛則為胸滿中痛晝夜不寧夫邪因氣入者能勝則風不出

邪因虛陷者非補虛則邪不退治法先保其上次和其中次補其虛轉機

用法非為善治

姜仁 炮姜 只殼 桂支 吉更 半夏 杏仁 蘇子

服后寒熱稍減胸滿稍釋而中痛未已仍用

人參　桂枝　炮姜　川連　只實　厚朴　半夏　艸

服后諸恙悉退惟大便燥結不行此劳損傷上中二焦之氣雖然和

而下焦之积結之陰未復也

參　元　杏　首烏　蘇子　陳　只壳　半曲

發熱惡寒既身伐痛口中燥渴時自讝語兩脉洪数而濇此是外感而病勢猶

危矣以五志过極陰氣素虧邪復乘之重傷其陰而火熱愈熾也用解肌陽

又服一剂后惡寒已已發熱未除讝語猶增神魂飛越易陰氣虛陽亢法當虛肝之陰

生地　知母　甘草　茯神　丹參　貝母　花粉

傷寒四五日兩脉虛微神氣昏沉躁煩不寧時欲得水復置不飲棄衣而走勇力倍于平時言語狂妄不避親疏知為寒陰格陽欲脫而外顯假熱也內伏真寒也人參理中湯　此方當用霹靂散或加附子

傷寒下利吐逆燥（煩）手足厥冷脉微欲絕此胃中真陽未亡而邪入之內寒與外寒相合由是陰氣上逆而為吐下逆而為利陽氣外越而煩躁內擾而肢冷也仲景云少陰病吐利煩躁四逆者正以吐利並見陰氣之上攻下徹也已極加以煩躁四逆虛陽不能主事者為中焦氣敗不知樞殼之中有陰充無陽萬物不能生乎不得已用白通湯仗通脉救陽之力以冀挽回若得脉微續者可生之機也

葱白　乾薑　附子

頭痛發熱口乾便秘不得安卧此邪風所燃實熱内熾表裏邪結之證當上下分消其勢表裏交治其邪俾汗不傷表下不傷裡

防風　荊芥　薄荷　大黄　芒硝　石羔

桔梗　滑石　黄芩　連翹　山梔

發熱中痛譫語神昏右寸獨鼓餘脉虚細此元氣積虧津液枯槁虚邪爲之内結以之怫鬱勞倦所傷也于此而補虚以熱不除治虚以虚不任庶幾先固根蒂佐以治邪可圖萬一

參　桂枝　連　薑　只實　朴　夏　草

服以神氣清爽津液未回當急從事于陰

參　首烏　連　知　橘　半夏　梨汁　蔗汁　芦根汁

發熱無寒口燥煩渴胃脘中痛兩脈虛洪此真陽大虧虛邪入絡若無煩渴等症但需溫藥今陽病適當陰虧陽之中不得不顧其陰為權衡于其際而以厥陰之燥毋使擾陽養陽之虛不使賊陰

茯苓　炮姜　桂枝　只殼　半夏

服後口燥已減渴解此陰虛以濡之驗可從事于陽

參　桂枝　炮姜　川連　肉桂　朴　芩　枳實 此君用藥從于苦直陽

寒熱數日中痛從脘逆胸脇中身痛徹左脈弦當右關尺虛微此中氣虛寒陰道長而陽道消是以胸中之陽多化而為濕胃中之陽不布而為佐衛

外之陽不固而作痛夫陽微之處即陰盛之處而陽微之故皆由于胃氣虛
損而生發之令不行也當行溫補之法

人參　白朮　苓　艸　肉桂　連　附子

新按此方是四君加味似驗人

發熱欬急臥痛下引胃腸晝夜不寐安直索不渴大便如常左脈弦虛右
脈只大此無形之火盛扶有形之痰表裏合邪互結于胸膈之位也口不渴者外
邪未歛上逆不待飲水自救也大便調無病在胸膈猶未擾亂中州也
仲景所謂傷寒表不解心下有水氣欬而微喘發熱不渴小青龍湯主
之今倣此法

傷寒六七日狂妄譫語不知人事時自喘嗽兩脉俱弦稍走以溢此邪熱內
熾而火邪入肺也脉雖數大而又弦濡是爲陽証陰脉法在不治然冀者
津液雖亏而元氣猶能支持或可背城借一耳

伏姜　桂枝　只實　半夏　蘇子　杏　黃連　先　胆星

傷寒六七日發熱煩燥面赤如粧診其脉左厚弦兼濡右寸獨大與尺
虛脉此陰盛格陽所謂假熱而伏真寒也用參附理中湯

發熱煩渴胸滿中痛足冷自寒不寐口燥不欲飲診其脉右虛脉此邪
氣阻滯中焦以致陰陽不通上下不交也仲景云胸中有熱胃中有邪氣腹中
痛欲嘔吐者黃連湯主之以其胃中有邪氣阻遏陰陽升降之機由是陽不降

而胸中熱陰不升而腹中痛故用此以和解中焦而專布胃氣所以欲通上下交陰陽必先治其中也今者元氣素虧邪氣得以直入陽明阻塞上下故口燥胸滿者陽獨治于上也足冷腹痛者陰獨治于下也陰陽否塞于此宜乎用黃連湯以交通上下但以煩躁自汗脉虛陰陽且有相脱之機必于本方加入肉桂以補虛陽且倍用人參以助中焦樞極之機使氣和而運于陽之在上者得以下通于陰之之在下者得以上交于陽陰陽既和邪氣自解且補不傷于滯攻不虛其峻為善法也

人參　乾薑　肉桂　川連　炙草　桂枝　半夏

發熱錯語胸滿身疼疼脉象結濇此非傷寒乃情志發熱而失營血津液今觀

脉澀則津傷結則氣滯當是悒鬱過多而肺胃受傷也肺主氣化胃藏津液
氣結則津枯津枯則氣益滯二者互爲相因今之治法當先清肅肺氣使下行
及胃以宣布津液次當滋補胃陽使上滋及肺以資生氣化自然陰生内熱神
旺清爽而發熱錯語之證自愈矣

紫菀　葛根　只壳　吉　蔞　杏　桑皮　柴胡

寒熱彌月不差胃中有塊高突按之則痛時見厥逆兼致自汗診其脉
右三部虛弱按之如絲此乃氣脉虛邪氣襲之候也攻補俱屬棘手然不
用補則正氣虛而邪愈結矣舍此祛邪古人豈欺我哉　黃連湯去參

頭痛身痛口燥煩渴潮熱惡寒自胸及少腹作痛手不可按病經七日兩脉弦

當此表裏俱病陰陽全盛病自少陽厥陰兩盛之能欲救其表而煩燥煩渴腹痛裏泄不得不急欲救其裏而發熱惡寒頭身俱痛表症俱見在雖古人云兩感之病救表宜用桂枝救裏宜用四逆今煩渴若此其忌也又非桂枝姜附可独行見事者

姜黄　乾姜　桂枝　半夏　杏　蘇

服二剂脈症俱大退口燥惡熱俱已惟腹痛不減此陽邪易散而陰氣難解也与附桂理中湯

病經一月兩脈虛浮自汗惡寒此衛虛陽弱人身之表衛氣主之凡所以溫分肉肥腠理司開闔者皆此衛氣之用故經曰陽者衛外而為固也々衛氣一

虛則分肉不温腠理不密周身毛竅有開無合由是風之外入汗之内出其熱從而作也用黃芪建中湯以建立中氣而温衛實表也

越一日病者叉手自冒心間脉之虛濇特甚此汗出過多而心陽受傷也仲景云發汗過多病人叉手自冒心心下悸者桂枝甘草湯主之

病一月口燥咽乾胸滿不能飲食二便俱閉診其脉虛而且濇此少陰客熱腎經虛燥也腎開竅于二陰腎氣既燥竅不滑降所以二便俱閉少陰之脉循喉嚨挾舌本腎熱則經絡亦熱所以口燥咽乾腎者胃之關也關門不利胃氣亦爲之阻所以胃滿不能飲食當用仲景猪膚湯治之夫猪水畜也其氣先入腎膚味甘寒能解少陰客熱故以爲君加白蜜以潤燥除煩白粉以補虛益

氣也

胃中濁結作痛也飲食胃脘之患胃渡脹悶出汗成五色更医數年成重夜劇甚

主補虛辛香之類診之兩關尺微少神形倦神煩胃中結痛悔之急也此乃

氣內傷陰邪內結攻之既足以傷其氣補之又適以從其邪當以仲景藏結

法治之用姜連湯加桂本

晝夜發熱煩渴引飲焦躁不寧診其脈細數而結尺脈兼弱神氣不清此

病勞過度真陰受傷陽往亢亢之也且燥渴身熱神昏失邪內擾煩躁已極當

此盛衰失其土燥要絕之陰其足以供燔灼乎若不急救陰氣益消陽氣益

亢大事去矣

生首烏　連　知母　柴胡　只殼　半夏　橘紅

服二劑神氣陡熱勢減能用

參　首烏　鱉甲　丹皮　白芍

寒時寒慄熱時煩躁口渴引飲胸滿中痛其脉左三部弦細右三部微

詳其原起于勞倦且暑以致陰陽兩虧而虛邪內陷也

人參　桂枝　炮姜　連　只實　朴　半夏

新按此方病者色不知如何此方不能合否

服二劑右脉已透寒熱少作而燥煩口渴未已蓋緣陽分之邪已從外達而

陰虛之象尚在燥結不解時當舍溫而用淸法易陽劑而用陰劑然後陰陽

兩解而邪氣無所容矣

參　生首烏　桂枝　只實　夏　連　杏　蘇

服後大便得通煩渴已後用

參　首烏　生地　茯苓　艸　柴胡　鱉甲　丹

惡寒發熱倦怠懶言神氣恍惚兩脈虛弦此甲木內鬱生氣不榮陽

胆受病也蓋甲木乃少陽初生之氣句萌始坼其體柔脆一有怫鬱

則萎爽遏抑而不能升即下剋脾土亦病矣二藏受病樞機不利

虛邪從之入與陰爭則寒之既出而與陽爭則熱倦怠者乃胃病約束

之機關不利也神恍者乃木病而心藏之神胆失養也是皆木持土

衰之後木氣既鬱惟和風可以達之陰雨可以滋之道是散其瘀於中滞逆
為口瘡胸中有塊結硬如石下半徹痛冷脉弦虚兼濇弦為肝邪虚為氣
虚濇為傷陰此營衛交虧虚邪内陷陽浮上陰伏下寒熱不可独行攻補
难于偏任治以補正散邪交通上下

参　炮姜　连　桂　桂支　艸　文　朴　只实

寒時戰慄熱時煩燥兩脉虚滑汗之既是瘧後所傷表裏俱虧陰陽
俱病也勢雖危困而汗脉已舒不能攻逆

蘇葉　葛根　柴胡　知母　石羔　黄芩

朴　檳榔　生姜　橘紅　半夏　白蔻

寒熱似瘧胸滿中痛下半徹冷兩脈弦虛者當此七情飢飽房室
内虛藏氣以致經絡虧損虛邪内結於肝之所邪不解非補之所邪不伏
參　桂枝　炮姜　連　只實　半夏　朴　桂　艸
年踰古稀下痢膿血週居半載尚不能差診其脈左見濡澀右關尺
微按之則微微若絕此脾腎俱虧之象也脾之轉輸腎之二陰二藏不得
將何以為健運蟄藏之本所幸者嘗言清越神氣昭爽擬用參附湯
下痢呃逆兩足徹冷兩脈虛微此火衰于中下土虛中所因之升降失常而
輸泄每發飲食其出之津液不能四布而反下陷矣當大劑温補以恢
復元氣擬　桂附理中湯

腹痛下痢此濕熱傷脾痢久而轉氣上攻于胃致飲食不進幸服芩連
清濕熱之藥而痢止食進但補之太早餘邪未盡蘊蓄于腸胃之中所以
不饑而食不得進脈左手弦數右手滑大係胃中濕痰鬱滯尚未清
爽也法當和胃理氣疏肝清熱之藥治之

連　木瓜　半夏　陳皮　只殼　青皮　白芍

欬嗽經久語聲低怯面色黧黑痰氣腥穢診其脈浮虛且澀此陰氣內
傷風邪外襲邪正相搏氣勝于肺故也蓋語言低怯者肺為金實金不鳴
邪氣入之則金反實也面色黧黑者肺合皮毛其榮在外邪客于中則血
不華也脈浮為虛風脈澀為陰傷表邪內燥相合即係風燥二邪為病

不當但從表散，医以風剤多燥，則能耗液為害，愈逆也。然後以苦寒之剤治火而遺風，則不但壅遏，而風均逆，且苦從火化，而反傷血，以氣結津枯之證重奪其血而益其火乎？治法先宜清肅肺氣，氣清而火降，降而風熄矣。

紫菀　葛根　只殼　吉更　杏仁　蘇　荷梗　薄荷

又方用　首烏　蘇子　貝母　杏　吉　蚌　花粉　蔞仁　蔥澄　芦根　新綠花粉依蔞全用只有吉更杏仁並一方

兩寸浮大，關尺虛小，欬嗽夢遺，面色枯白，不任風寒，此衛分之真陽不固，腎中之真陰又弱，當擬玉屏風散以益衛氣而充腠理，早進七味丸以養腎氣而主蟄藏，兼服大造歸脾丸以補其脾而充氣血。欬嗆食減，寒熱自

汗脉只大急疾此中氣大虧虛陽不为外固也陽浮不固陰氣不能独存先当固衛外之陽次補内守之陰以真氣内振而虛風可息

玉屏風散 加貝母 杏 蘇 参 吉

發熱喘急欬痛引脇面赤不渴二便取滞左脉弦虛右脉只大此乃形之感挟有形之瘀表裏合邪互結于胸脇之位也口不渴者以邪挟飲上逆不待飲水自救也二便秘者病在胸脇猶未擾亂中州也仲景治法表不解心下有水氣欬而微喘發熱不渴小青龍主之方用麻黄桂以達表散邪半夏以滌飲收陰乾姜細辛以散結而分邪甘草以補土而制水用味五味之酸收以鼓青龍興雲致雨之力但使其翻波逐浪以归江海則在表之邪從

汗解之裡從內虛肩喘欬嗽氣急面色枯白飲食減少夢泄不禁兩脉虛弦

此真氣上脫陽氣外散也面色枯白脾肺氣衰而不榮也飲食減少脾胃

氣衰而不化也夢泄不禁腎藏氣衰而不固也

參 芪 桂 艸 苓 文 橘

痰喘發熱口乾胸滿身痛惡寒舌脉弦數且濇此鬱結內傷風火外燥邪

正相搏氣勝于肺肺燥氣逆痰從入之升降不循轉輸有声內經所謂心

肺有病而呼吸為之不利也使氣既傷痰氣上升津液轉為痰變經絡壅塞

逆成是病治宜使氣循然喘自愈矣

蔞仁 半夏 只殼 秦艽 杏仁 桂支 蘇子

欬嗽始發氣逆作喘不得安枕自汗少食乏脈虛微無神此勞倦傷脾肺蓋脾為元氣之本賴穀氣以生肺為氣化之源、又資養于脾土者也補此勞倦則穀氣不敷則形氣不充經語云勞則氣耗也氣與陰火勢不兩立氣衰則火自勝土虛既不能生金陰火又從而剋之故喘嗽自汗法當兼肺

補脾

參　芪　术　川貝　紫菀　蘇子　杏仁　吉更　防風

兼進六味丸以培土母

欬嗽半載喘以不臥舌燥無津脈右關尺虛澀無神此肺腎兩虛也肺為出氣之路腎為納氣之府今腎氣虧乏吸不歸根三焦之氣出多入少

所以氣聚于上而爲喘欬口乾不得安卧法當使氣于上納氣于下使肺
之氣肅降腎復其蟄藏則氣自納而喘欬平矣方用
蘇子降氣湯　加人參　肉桂　繼用金匱腎氣丸
脉兩寸浮數餘俱寔屬火升發喘嗽悶塞窒此悒鬱過度致肺金受
病金病則失勅、則痰生火痰相搏氣膹于上故喘促不寧而呼道不利
法當舒通肺鬱使氣及則火降痰消
紫菀　葛根　只殼　半夏　橘　杏　蘇子
脉兩寸溢上右關短濇欬血逆上氣急不止此肺金鬱熱招風之候也脉、
右上焦而生氣化是藏徹、元氣肯以治之一身今鬱久成火、動風生肺爲

旋藏不任燔灼旋致欬嗽不無失于解表遂致鬱搏也氣先于中血逆于上從
法補陰之內兼以清降斯為合度
生地　杷葉　川貝　秦艽　牛膝　茜草　炒查　童便
後以六味地黃湯　加麦銀
手足脛痛痛處熱飲食少面赤肌瘦脈弦細數此血虛受熱營不營
于中衛不衛于外營衛不行股及脛痛病名周痺是也治當養血
舒筋疏濕潤燥俾經絡通暢以脛消熱退而痛止矣痛止後当大補陰血
愛丟下元
五加皮　蒼朮　當归　防風　黃柏　紫荆皮

蒼耳子〃 羌活 紅花 秦艽 米仁

痛减更以 生地 米仁 牛膝 秦艽 天虫炒

蒼耳子 龟版 当归 蒼术 黄柏 海桐皮

調理丸方

人参 熟地 枸杞 鹿膠 黄柏 桂心 鹽湯

蒼耳 虎骨 仙骨 牛膝 蚕沙 茯苓 艽 蜜丸

六脉大而无力手足肢節腫痛肌肉消瘦日進粥一碗月汛兩月一行

此名行痹

参 白术 米仁 归 杞子 杜仲 蒼耳

附子 先 防風 艸 黄柏 龜版 蚕沙

痛止腫消後用六君加 當归 白芍 米仁 丹參 紅花

石斛 紫荆皮

左膝腫痛不能行走卓立大便泄瀉脉来弦緊此脾虛此有濕熱流于經絡流于下部也古語腫屬濕痛屬火

蒼术 黄柏 狗脊 桂枝 五茄 甘草 防風

木通 米仁 萆薢

右手發痛右脉滑左平此濕痰生熱熱生風治宜化痰清熱兼流動經絡

二陈加 威灵仙 苓 殭蚕 丸

手足拘挛拈指不能屈伸由氣虚血弱邪所虚入不能束筋骨而利機關不得作風治法當大補氣血

人参 鹿角膠 虎骨 當归 丹参 地黄

龟版 蒼术 白茄 申姜 紅花 米仁

半身不遂面赤口喎昏康手足顫搐脉左大右滑

二陈加 全蝎 殭蚕 天麻 菖蒲 苓 紅花 丸

加竹瀝一杯 姜汁伍小匙一日兩進晚更与活絡丹

又以归芍六君加姜汁 紅花 勾藤 天麻 竹瀝

繼用天麻丸　全鹿丸　以次調理此症必先疏通經絡活血調氣以
補剂收功
痛痺手足攣癱周身疼痛不能轉側口乾煩燥舌脈弦數且論此湯能
津液不足以生熱熱勝以生風手足攣癱者風痰乘滯（痰）也口乾煩燥者火
邪內熾也治宜滋燥清熱不治風而風自熄矣
生首烏　生地　黃連　芩　先　半曲　只壳　吉更
熱極此方用只壳不覺嫌條
肌膚麻木（兩）豐然多怫鬱而任勞倦時覺瘙癢如虫行皮中狀已五載
不以氣脈浮虛而沉論此陽明氣血不榮火動生風之徵也肌雖盛

而内虧加以憂勞過度擾其中是以氣傷而血耗〻而風生也陽明之脉起于鼻交頞中下循鼻外挾口環唇循頰車上耳前其支者從人迎前下人迎循喉嚨入缺盆是皆陽明所循之路今者血虚風燥是諸脉不為血所榮而爲風所侵矣風勝則於風行則動故頰面作痒嗽悶於鼻皆風侵于上之明徵也用藥之法不當除風而當治血蓋風藥多燥性能耗血〻既虚不堪再虚故必以治血爲急血得養而風自息矣

天冬　秦艽　白蒺　甘菊　蔓荊　芦根　甘草

新按此方藥不離寒〻宜血藥方見風藥居多

發熱口乾胃脘中痛渴水不得下嚥水入即吐脉左弦數右[且濇]脉細數而濇此是鬱結所傷而成津枯氣滯之病肺胃肝三經受病也蓋有鬱結則火起于胃脘氣及肺肺受火邪則氣傷肝肝暴不受邪必復侮而傷其胃二臟一時互相剋賊而氣愈鬱氣鬱則熱則亂太虛之氣雲霧不清中和之氣駁力有如水不下咽者肺金受邪清肅不行也水入即吐者木邪橫肆胃氣上逆也發熱口乾者肝風内鼓薰以致風入而增其勢然肝氣雖暴而肝絡無養之夫木之剋由金之柔金之柔由火之熾也惟斷其燥則火立降而金復其剋木不得不轉為柔矣由是而胃氣和則肺氣達肝氣平何出納之不自如哉

蔞仁　只殼　半夏　杏仁　川連

紫菀　吉更　川貝　蔔子　芦根

繼与　人参　石斛　川貝　首烏

　橘紅　芦根　茯苓　生地

塲屋不遂鬱〻而歸神識不清胃滿譫語上不能入下不能出脉虚濇兼結

此因鬱氣所傷肺金清肅之氣不能下行而反上壅由是木寡于畏水從其源

邪火為之振擾津液為之乾枯胃中滿土燥不能下也神昏譫語其失亂于

上也上不能入下不能出氣化不運而顯天地否塞之象也法宜舒通肺氣

使其肅下行則邪火不擾而胃滿自然矣

紫菀　葛根　只殼　吉更　杏仁　蘇子

脉上出魚際此情懷失暢欝而成熱少火化為壯火火劫形瘦食減已是損象議用逍遥散養心脾營血舒肝胆欝結主治

當歸　白芍　茯苓　艸　丹

柴胡　白术　廣皮　大棗

年將六十患關格症上不得食下不得便口燥胸滿已月餘矣診脉見兩脉俱虛而濇此因客邪思慮肺胃之氣欝而不宣欝久成火胃中津液日就消爍有升無降之勢以上下不交而成否塞治之法宜通肺欝以達肅下行而爍火可熄除滋養胃元以津液四布而升降自如矣

紫菀 只壳 吉更 蔞仁 杏 蘇 半曲 欝金

憂勞抑欝肝木日横胃土受剋盖司納主胃必須脾陽鼓動方能運化乃今也有形氣衝必作噯氣而後暢丹溪云上升之氣自肝而出其為肝木侵犯脾胃所以失收以納穀竟日俯上湧出口苦賢云噎膈反胃本乎陰枯陽結亦由上逆不下腸中之津以潤濡脘中氣滞不行所以至窒隘不能容物謂之關格極難作療須慎調和扶方或以鎮墜殺虫或以辛香耗氣殊不知愈泄而津液更枯鎮墜益虛陽欲寂近代喻嘉言法律已申明之矣夫曰反胃陰陽錯綜之謂不以順而種逆徒以補偏為法經年之莫至六之年生氣日奪吾恐春木生發已旺而病加純陽之令而物剋矯雜若是同志以為然否

參 連 淡附子 淡姜 炙 甘草

動怒下血胃脘刺痛飲食留中不運高年恐延噎膈反胃之症大忌辛
燥宜辛甘以理肝兼潤燥以開結

柏仁 旋覆花 老葱茇 桃仁 麻仁 归身

妊娠八月下利廿餘日則以裏小便閉澀渴而引飲飲畢方去滴許溺痛
异常泌以肺脈独大便閉何由而出經云病在下者取上令上竅越則下竅
竅自行矣且妊娠之脱脈見靈樞氣血不能養胎乃知若舟行遇下不惟
病不除而且有胎動之憂

紫菀 蘇子 葛根 杏 薄荷 只 吉

姙娠八月患若晝夜四五十度腹中痛胎氣攻逆不思飲食兩尺沉濇下半微冷係失衰于下土困于中五臟乏敷布之道所水穀之氣順趨而下故津液不充而血脈衰少胎元失養而攻逆為患也夫便膿脈沉腹痛脈濇均屬危險今之治法庶幾合宜而從脈可以相保

附子理中湯

天癸過攻肢直脈弦腄熱勝風旋皆五志之陽未和煩躁急怫鬱中和缺

忌法以涼秘肝補和亦脈

雄烏骨雞一只洗淨用青蒿湯童便各半醋酒各一盞煮熟折碎連骨炙脆用生地兩 知母兩 白芍兩 麥冬兩 青蒿兩 熬膏入煉白蜜為丸

内經論云先期為血熱後期為氣滯今脉芤帶淋畏冷全是撻黄求虛元海氣怯弱脉不固為年不得孕育皆原于此當先以生氣有情之品通之補之佐以固之俾經調脉平和緩可以宜男但須性懷怡悦勿躁急嗔怒為上

紫河車　茯苓　桂心　牛膝　杞子　蓯蓉　艾炭

小茴香　紫石英　參　归　熟地　白芍　香附

此案語簡賅老當又師可法方用牛膝意以通之之意乎

少腹痛漏厥陰肝病二便異通刳以後顯是肝不主乎疏泄閉陰填塞痛必不通年未四九天癸已斷三載衝任内虛津枯氣滯此年花氣到兮

故柴芍白朮劫血升表守中皆是禁忌故下咽痛勢加劇矣議用
朱南陽方法　　新按此案用四物九兩字不少く

老韭白根　小茴香　穿山甲　桂枝木　豭鼠糞　冬葵子

寒熱每來膂脊攻痛牽掣奇經皆屬綱維不徹補方必須通脈

參　歸　苓　鹿茸　桂心　芪　桑螵蛸

新按此方似少寒熱二字少藥

煩勞經行奇經八脈受傷悶痛氣難呼吸畏冷不能屈伸議用溫通
脈絡一法

歸身　小茴香　杞子　沙苑　鹿角霜　淡蓯蓉

久病形神日消，脉象坚大，是謂脉無胃氣矣。曾診于去夏，便溏腹痛食减，舒肝健脾兼補益，進安胃丸後無效驗。此生平氣不至，當女子天癸將通之歲，經脉氣機怫鬱，久逆熱聚，(?)為枯涸之象，最是患也。議用江石山

勞損治法

四物加　青蒿　川連　查炭　香附

病是經水不調，致奇脉損傷，如近日腹痛嘔積陰晦，脉診知穀不運之濕，過時陽(不)復，必獲治自愈。(?)書經水已調，納穀如昔，但胃脘中忽熱氣逆，必治氣。治宜用補，仍以宣通脉絡，不越調經正治

參　歸身　生杜仲(青鹽水拌去綿)　苓　小茴(黑)　鹿茸　川芎　破補骨脂(胡桃肉拌)

蜜丸　開水　服之

產後悪寒壯熱身疼不除診兩脉沉伏面赤口燥此胎前伏邪也肌表悪寒是邪熱内鬱遍除于外口乾面赤是邪火挾食上逆也治宜一表一裏使從外入者驅而出之于外從内結者驅而出之于下表裏兩犯繼當治本

葛根　防風　蘇梗　吉　只殼　杏　蔔子　荊芥

新按此馬公之方用藥不見佳而桂枝与肉桂蘇子与蘇梗炮姜与花粉合用者也效

產後一月神氣昏倦上氣喘急胸脇作痛欬嗽發熱兩脉沉濇兼結此胎前已有伏邪兼以產後氣血交虧邪並内結法宜表裏兩解使邪從外達氣從内化病自愈矣

柴胡 桂枝 蘓更 只壳 杏 陈皮 半夏 蔻子

新按此方用只壳蔻子半夏似非产後上氣喘急所宜不如易旋覆赭石石英竹茹生姜較為妥

产後胸中作痛痛甚時迫切不能支延至五日病勢危急診脉兩手弦濇少神氣眩不能轉側不能語言此陰交結胸中不能宣通也胸中乃陽氣所治之位今为陰邪入踞陰与陽搏所以作痛此破氣和血温補鎮逆諸法所以不應也不知陰陽適當相結補之則易益攻之則愈結鎮墜之則愈抑生陽而但諧和氣維交通一法足以拼陽入陰通上徹下也然後陰歸于下陽治于上太陰之府曠然廓然何胸痛之有哉擬仲景黃連湯加人參肉桂

此方桂与桂枝合用

產後一月血來不已厥逆自汗不止医以養血補陰之藥連進不效診其脉甚大無神此脾腎之真陽內虧故血無所附而溢出于外所謂陽虛陰必走于法當大補真陽以攝陰虛若養血補陰恐血未必生而轉傷陽氣〻傷而陰血愈為之不守矣

人參　白朮　附子　茯苓　炙草

新按此方用附子不如乾姜茯苓不如茯神

產後半月寒熱日也臥身俱痛背為偏側上氣喘急脉兩手浮數而搏此胎前先已伏邪因產後正氣虛損邪氣乃從發也脉浮數亦產後所宜而与病情適相符合又非此論

厚朴　葥子　柴胡　只壳　蘇子

葛根　杏仁　防風　荊芥　蘇梗

產后乃鳴膂痛心悸乃陰不足陽独亢也此非陽有餘之以寡陰不配陽所致閱所脈寸虛弱氣辛皆為依動已失陰陽寧靜之道古人每以酸甘之補用藥全賴氣味相需乃

熱地炭　五味　甘艸　黄芪　山藥　白芍　茯神　女貞

附初正的案

十月于時為純陽陰於卦為坤乎秋末之際應涼反有大溫至十三四裏驟然極寒人身中殊陽為暴寒折寒已氣旺者尚可支撐氣虛怯者偶病以

愈怯弱者也致不可收拾今先生以勞心之餘復驅馳場屋之務更勞其形汗出擾陽精搖夢洩兼感風溫邪上昭神旺旅露下昭只洞云漏是乃至虛之極也慎勿以傷寒之法為治攝歸見忽進參附白通湯為近理服進通陽之法頗以焦手乃知真陽已自欲回丹溪益中添油燈中霞火之法兩能平靜庶幾萬全

勉強搖精發陽縮囊縱不但形弱傴僂肛門齊竅皆為收引咽喉牽徙似乎食物能藏少由精血之傷已形最難自復少陰厥陰脈循喉嚨開竅二陰既遭損傷又系不及充運丁八脈見症皆拘束之狀上年進柔劑陽藥服以後歎徑脈皆脹乃寂愈焉想藏陰宜靜而藏斂以爽與勞怖必加弱

促不安宜乎升陽動藥之忌矣少夫陰內藏氣足溫蒸諸法厥陰相火內
奇熾緩苦涼潛陽堅陰傚丹溪法從高明定議
龜版　柏　知母　柏仁　阿膠　遠志
生地　苓　調入鹽秋石　食前通時服
肺消傳為不食白塗逆小便不禁脈數右弱陰虧而陽失其基矣
薤白　麥冬　鹿茸　桑螵蛸　雞金　覆盆子
以上方中用藥有別名如申姜之類疑已孫姜不能妄易以俟博雅
參致

時在癸巳冬十一月下旬四日吳中王照芊之氏輯

馬元儀先生方案雜症

附祁正明案

醫門精萃第五卷終

医门精粹

5

醫門精萃卷終

後學芹之氏王福照抄錄

靈蘭秘室雜記

各物過食致傷

菱 龜尿消　蟹 紫蘇 生姜汁消　魚 橄欖 陳皮消　鴨 糯米泔水消

白果 白鯗頭消　牛肉 陳稻柴消　河豚 橄欖 蕪菁消　野雞 生犀角消

索粉 馬蘭汁消　辰果 七百餅 麥芽消　鱉 白馬尿 靛青消　菌 地漿水消

內科飛龍奪命丹　治痧穢暑閉霍亂轉筋等症 另有藥店均售

濂珠 三　西麻黃 去節 斗　明礬 斗　蟾酥 五　燈心灰 丹

飛金 三百張　收乳雄黃 丹　犀黃 三　牙皂 三　火硝 少

當門子三　人中白洗煅公　梅片半　硃砂水飛弄　青黛水飛半

西月石煅三　以上十六味各研細末再合研和勻用瓷瓶裝勿洩氣

玉腋金丹　治姙婦之病

人參弄　蜜炙黃芪弄之　山查公　川芎弄半　羌活公　蘇葉弄半　茯苓弄之

腹皮公　木瓜公半　白芍酒炒弄半　生地弄之　建蓮弄半　蘄艾公　甘草弄之

橘紅弄半　血珀公　西砂仁弄九半　川朴弄半　沉香弄半　黃芩弄之　冬朮公

麥冬弄半　歸身酒炒弄之　杜仲弄半　川斷酒炒公　菟絲子弄之　阿膠蛤粉炒弄半　益母草公

茯苓弄半　血餘公　丹參弄之　懷藥弄之　山萸弄之　川貝去心弄之　香附弄半

沙苑子弄之　右為如法泡製共為細末用壇烊化阿膠入各為末搗和

量加煉蜜为丸如用水印長砂为衣每丸約重五錢蠟殼

参茸養元膏　专治肝腎兩虧補益種子　另有坊本貽誤下二寸　附元亨濟生堂有之

人参二　白胡椒三　枸杞子三　鹿茸二　鹿腎一對　山茱萸五

白术八兩　甘松三　公丁香八分　上肉桂五　上沉香八分　倭硫黄五

右藥为末入参座膏內茴兩和勻用大紅紙攤膏

梅花丸　治氣血大虧調經種子等症　洋参高参党参皆可用入　以用

綠萼梅蕊一兩　人参二　砂仁三　香附三兩　嫩黃芪三

甘松五　吉更二　木香八分　不見火五分　以舟支八分煎汁製透去朱支　飛滑石五兩　蓮花五　山药三兩

生地六兩　甘草炒製遠志肉一兩　益智三　茯苓三錢

右十五味各研細合和勻加煉白蜜打丸每重一錢蠟殼

參漆琥珀丸　治霍亂瘀脹中惡太土不服急症等病治血症

生軍一两 半藕汁半韭汁浸先蒸後還晒乾如法九次　血珀一两 同燈心研　盐山參漆一两 生研

廣鬱金一两 生研　懷山藥一两 酒一　當歸身一两 酒浸炒

右藥研細末各如私塵以其金墨弍錢用水磨濃汁捉丸細

乾每服五分或一錢藕湯下

太乙紫金丹　治霍亂瘀脹中惡水土不服急症等病

山慈菇二两　棓仔三两　雄黃水飛一两生　蘇合香一两半　白檀香一两半　川文蛤一两

當門子三錢　上血珀五錢　千金霜一两　安息香一两生　紅大戟一两半　辰砂

右藥十壹味各研細末再合研勻濃糯米飲杵丸如菉荳大

外以飛金為衣

紫袍散　治喉症忌喉風喉癬喉痺屬虛屬火

水飛石青辛　梅片卞　雞金半　射干亓　人中白亓　水飛青黛半

醋煅牙皂辛　小飛西月石亓　山豆根四半　元明粉亓　胆礬亓　飛雄黃辛

百草霜辛　辰砂辛　右十四味共研細末以無聲為度

玉雪丹　治大人傷寒小兒驚風等症　另有仿单可覌

犀黃辛　建䌷半　茯苓皮半　川朴亓　牛蒡半　檳榔半　大黃半

麥仁半　川連亓　當門子辛　鵞管石辛　蘇合油亓　豆豉半　生白朮半

珍珠三錢 陳皮八分 只實八分 水安息三錢 赤芍八分 腹皮五分煎湯用 前胡八分
車前八分 秦艽八分 寒水石五分 木通八分 琥珀三錢 川羌八分 青皮八分
木瓜八分 豆卷八分 防風八分 梅片一分 赤苓八分 生卅八分 長砂八分 生神麯八分
吉更八分 土貝八分 花粉八分 茅尤八分 白螺絲光一錢 竜胆八分 荊芥八分
石羔另研八分 檳藿以八分 去節麻黃八分 製半曲八分 右方除六料細藥
八味及腹絨外其粗藥用陰陽水浸拌一宿明日晒乾共研為
極細末後入細藥再同研和勻乃將麝香犀黃蘇合油水安息
外六神曲另腹皮湯打漿共搗和加入白蜜糊丸每遏重一錢
晒乾再入白灰罈內礦燃然後用蠟封固擇吉日修合

寸金丹方

製川朴一錢 蒼朮三錢 赤苓三錢 前胡三錢 砂仁一錢 炙艸一錢半 艸果仁一錢

蘇叶三錢 羌活三錢 川羌一錢半 川芎三錢 神曲一錢半 烏藥三錢 藿香三錢

防風三錢 新会皮三錢 白芷三錢 木香三錢 香附三錢 半夏三錢 白蔻仁一錢半

薄荷三錢 右藥廿二味磨为細末生姜葱湯泛丸每重三分粒香末为衣姜

湯送服

保嬰丹方 此方合四服之一料

犀黃一錢 廣陈皮八分 珍珠六分 血珀六分 羌活一錢 膽星一錢半 白茯苓八分

當门子五分 白殭蚕廿条 明天麻一錢五分 礞石一錢 大全蝎七个 金頭蜈蚣一条 梅片五分

青防錢 天竹黄八分 以上共研細末 另用麻黄錢 牙皂錢 鉤藤五分
甘草八分 亭荊錢 此七味用炭火煎濃汁 再加竹瀝一兩 姜汁一兩
併前汁再熬一炷 煉蜜膏為丸如芡實大 又加硃砂八分 金箔卅張
為衣 天喜 天醫 吉日配藥更佳

滑胎宮方

黄牛鼻一枚 西綿芪錢 川續斷錢 湘蓮肉錢 清阿膠錢 大熟地錢
厚杜仲錢 杜芡實錢 細子芩錢 於白朮錢 陽砂仁五分 地榆炭錢
白蓮鬚錢 又方 將黄牛鼻炙灰 糯米粥為丸

外科六神丸

濂珠一錢 射香八分 長砂二分水飛 雄黃二分 犀黃一錢 蟾酥二分 右藥研細酥為丸

如芥子大水泛百艸霜為衣

乾坤保元業

川椒五錢 附子一兩 當歸二兩 紅花一兩 續斷一兩 金櫻子一兩 杜仲一兩 肉桂二兩

木瓜五錢 牛膝一兩 麝香八分 仙脚靈一兩 蘄艾三兩 搓爽 以上藥俱生

用勿經火右除下兩味

廣東回春丹

珠粉三分 雄黃八分 羌活八分 胆星一錢 蛇含石八分 犀黃三分

水片五分 防風五錢 竹黃一錢 白附子八分 當門子五分 長砂二分

金蝎八分 川貝一錢 製蚕五錢 鈎藤湯熬膏白蜜八錢 赤金足百帖为衣 每丸重一分七厘 此係廣東所得原方 然宜加麻黄燕炒杏仁三味

梅花丸方

人参三錢 茯苓三錢 益智三錢 蓬朮二錢 甘松二錢 製香附一錢 吉更二錢 綠梅花三錢

綿芪二錢 遠志五分 木香二錢 懐藥二錢 砂仁二錢 炙草一錢 丹皮八分 益廿

製滑石一錢 十五味各为細末用白蜜十兩煉熟为丸每重錢五白蠟封固

治肝胃氣痛方

水紅花子一兩 瓦楞子一兩 焦鍋巴八錢 小茴炒一錢 水泛为丸

如索粉食傷即取馬蘭搗汁服之可消

凡人家食蚌須與猪臟同燒其味益佳且有陰陽並補之功竟

日啣尾菜

治凍瘡如未潰用桑皮紙貼之可消　如已潰用狐皮炙灰敷之可斂

小兒變症蒸此名創于西晉繼于隋唐繁于今日身有熱耳惟尻獨冷

小兒吐乳名曰哯乳用麦芽之湯紅之丁心示　並湯服

治猴疳　陳芭蕉扇木燒于炙灰蘇油調敷

又方　陳坑磚磨搽　又方　水片　菉豆粉　銀珠　輕粉　研細蘇油塗

治脱肛　瓦花即屋遊　天名精　五棓子　川芎　煎湯焗

截瘧法 柴胡 黄芩 常山 細辛 桂支 仙半 蒼朮 草果 檳榔 川朴 丁香 甘草各三分研細擦之

牙痛 以輕粉少許蒜頭打爛如泥吊右脈經渠穴即止 用樟腦膏貼齒上亦止

胬肉疊出用文煆脆研細敷之

爛足指極臭用舊鞋掌煆灰敷

又方 松香 冬丹 研細敷胎癩神效

胃氣痛用 水紅花子四兩 瓦楞子六兩 以當歸煎膏 焦鍋巴六兩为丸常服

肝氣痛用 松羅茶 玉蘭花蕊煎服

乳癰初起 香附末少許麝少許蒲公英湯塗

誤吞生鴉片烟用吐瀉法 以生鴨蛋敲一小孔灌鴨子青于口後能將烟色吐出 以阿泥漿水飲之能合生烟隨土瀉出

寒水丹方　雞骨灰　棕衣灰　氷片　治臭痘用此塗
赤石脂　銀砂

神應膏方　川柏　菉荳　紅花　生草　研細胭脂汁蜜水拌塗

馬脾風散　又名水油珠散　治寒邪壅肺寒壅为熱遂喘上氣痰帶脹齁齁不治立危以長砂出甘遂出　輕粉半共为末取少許以温水一杯上滴香油一点將藥白漂上待沉下能如丸去水服

俗云相思病即経云思想無窮所願不得也此證雖不廣見却亦有之治法不求醫士之功全賴情人之力如女患此者令男之津唾過与女口如男患此者令女之津唾過與男口頓覺向安屢試屢驗因唾乃腎之津液其病之源由于腎即治病必求其本之義也而腎惡燥渇唾以燥者潤之之法此補前人之未及開以学之法门仍然以意调之何患乎病之不易醫也

按本草云津唾甘平無毒辟邪魔消腫毒明目潤肌精康听化五更之唾最佳治此症須令健人与病者相唾候寅卯陰陽交會之間呵相脗口而过此乃神品有延生之力奪命之權誠哉是言也

治瘰癧方 名滅癧救苦散 密佗僧 白芷 滑石共为末 乾敷 或蜜调

治乳癖初起取犬糞中之白骨炙灰敷之可消 炙灰研極細 此物罕有要狗偶食生狗骨入肚未消随出即取之

稀痘方 梅花 桃花 梨花 陰乾为末用三豆湯送下

甘草與鮐魚同服則殺人 見洗寃錄

误食菜蔬毒物及毒草毒 爲用石蟹熬水摩服

驚蟄後至冬入過夜茶水切不可服恐有虫豸遺毒其中而守宮一物即壁虎其性見水則淫每于水内相交餘瀝遺入为性最毒如悞食總覺肚漲水似之或吐或瀉尚可拯救一二

中蠱毒先以含黑豆試之豆如脹而皮脫者是蠱豆不脹皮不脫者即非也已中毒用鰻鱺魚乾末空心服之或燒煮令者食之蠱之所畏是刺蝟也捕蠱須用刺蝟隨蠱家匿自能擒出

驅蚊法

端午日取浮萍晒乾為末和樟腦丸如彈子夜燒之蚊得其烟悉化为水

女科第一

帶下

帶者女子生而即有津〻常潤天賦之恒或至太多是病也然古以婦女隐疾統名帶下今人但知赤帶白帶等名耳然病因非只一端　屬陰虛者六味地黄丸每晨洩鹽湯送下三錢怯弱人多陰虛脫白者多濕堅瘦者多火屬濕盛者松石豬肚丸每早洩豆腐漿送下三錢　火盛者黄柏烏賊骨等分研末女貞子煎濃汁法丸菉豆大砂仁一錢研末泡湯清晨服三錢　旱蓮草　野苧蔴根各四兩十大功勞二兩　酒水各半煎服　如治血崩加木耳炭半錢

血餘一錢共研細調入服

調經　人參　甘草　桑寄生酒炒　丹參各弍兩　製白朮八兩　黃芩陸兩

全當歸六兩　牡蠣煅飛　杜仲鹽水炒　茯苓　兎絲餅　只殼　白芍各四兩

川芎　澤瀉各三兩　十五味為末煉蜜丸每重錢半　以一丸空心

開水調服治氣虛血少經事不調赤白帶下腰痠胎滑或不受

孕皆効一方去丹參人參加西洋參製香附陳艾醋炒炭各一兩尤為

保胎妙藥丸胎氣易滑者每交三五七月頻服之甚效或不用蜜

丸每服散二錢藥開水下亦可並治胎前惡阻

秦氏養胎法　妊娠兩月氣血不足胎氣始盛逆動胃氣惡阻

嘔吐不食半夏湯主之　製半夏　橘紅鹽水炒　茯苓各一錢　酒芩　只殼炒　楂　紫蘇各八分　炙草五分　生姜一薄片　煎服

野雲氏曰腹中藏府各有定位受孕則多一日長夜大之活物臟腑覺其偪仄而不安氣血為之窒礙而不調不但痰飲漸生甚或不能容穀病名惡阻以其嘔噁而阻納也治以通氣化痰固為极要若脾氣素弱者用繆氏資生丸培運兼施更為妥妙此丸兼治大人小兒胃強能食脾虛少運饑飽失時諸瘧及病後老年膏粱安逸氣機窒滯思慮傷脾等恙神妙不可殫述在善用者神明其意耳

柳青丸三月前十日服　川連三兩姜汁炒三次

為末米糊丸菉豆大每服三四分或七八分煎前半夏湯送服

和氣飲四月倦卧不安或口苦頭痛脚弱及腫者 白术土炒錢半 鹽橘紅研二錢 茯苓八分 炒白芍一錢 酒芩一錢 川芎五分 炙草五分 歸身酒炒錢六分 煎服熱多加梔炭一錢 如無恙可勿服 按各月皆然不離此方也 汪謝城曰妊娠無疾不宜服藥丸無故服藥名曰保胎適使墮胎富貴之家强勸停藥必不肯信真庸人自擾也蓋無病不必服藥凡人皆然豈獨妊娠乎

養胎飲五月胎長腹重睡卧不安者 酒洗歸身 酒芍 澤瀉鹽水炒各一錢 白术土炒錢半 酒芩 只殼麸炒 川芎各八分 炙草四分 煎服兩劑

如勝飲六月胎氣不和或痛脹胎動不安 歸身二錢

焦白朮半錢 酒芩 酒芍 炒砂仁 茯苓 酒蒸續斷各一錢
炙草五分 煎服六日進一劑 萬全飲 七月腹大重墜者 阿膠
熟地 酒芍 酒芩各一錢 川芎 酒蒸續斷 歸身各錢半土炒 炒茯苓
炒荊芥各八分 炙草五分 煎服兩劑 調氣飲 八月喘悶不拘有
無外感皆治 橘皮二錢炒 酒芩半錢 茯苓土炒 白朮各一錢 麩只殼八分 炙草三分
煎服兩劑 七日再服 順胎飲 九月雖無病宜順氣和中使無
難產 歸身二錢 焦白朮半錢 酒芩 滑石末 酒紫蘇 酒芍 酒洗
腹皮各八分 煎服二劑 八日進一劑 滑胎飲 臨月服 二三日進一劑 娩
而止 茯苓 歸身各半錢 焦白朮 煨芎 製香附 廣皮各一錢 蘇梗八分

酒芩一五分炙草三分煎服氣虛加人參一錢胎肥加麸炒只殼半錢按素患
墮胎及難產者按方服保無虞
孕婦心腹痛甚　鹽少許炒赤取一撮淬酒服立止
胎氣上頂　好醬油如常淪飲湯即安
日月未足欲產　全蛇脫一条絹裹之繞繫腰間
保產催生　酒蒸大黃　酒醋姜炒益母艸　酒醋姜炒艾[illegible]
酒蒸生地各二兩醋炒蓬朮　赤芍　酒醋姜炒延胡索　炒冬
葵子　蒲黃炭　人參　酒炒川芎　酒炒劉寄奴　酒醋姜
炒烏附　泔水炒蒼朮　酒炒淡芩　酒炒白芍各一兩當歸一兩二錢

醋炒三稜　炒青皮　麸炒只壳　丹皮　炒黑乾姜各八錢　肉桂六錢　二十四味為末煉蜜丸每重錢半　以一丸開水調下能保産催生行瘀生新臨産服之可免諸病按亦惟氣血有餘或奉養太過者宜之檢方者能量体裁之斯用無不效矣如氣鬱血滯而経不調者亦可治之

胎衣不下　黑大豆二三合洗净炒香入醋一碗煎数沸去豆取汁分兩次服立下并治死胎　山查二觔　含口中津生嚥下自落

産後鼻衂若口鼻有黑氣乃不治之症　急取紅綫一縷本婦頂心髮二茎緊縛中指上以冀萬一

産後昏暈　清漱童便乘熱灌之即甦　鐵器燒紅入床内淬醋中俾醋氣衝入鼻間自甦此法兼治男婦神魂不歛諸症神效並辟邪祟木人名曰醋箭

産後呃逆不止　陳壁錢三五丁煎湯呷立止

乳不通　白殭蚕末二錢酒下、老絲衣連子燒存性研末酒下盖被出汗自通　麻仁　漏蘆　穿山甲　鵝管石各三錢麦冬　王不留行各六錢　六味為末每服三錢　七星壯猪蹄煎湯調服其乳如泉

兒科第二

初生不啼　鮮石菖蒲杵汁灌入口即生

初生溺閉　蕓薹即油菜一枝葱管五寸煎湯燻

胎毒蛾口瘡或　鬱金皂莢水煮乾焙切五錢菉豆粉五錢炙草一錢馬牙硝一錢共研以生地汁蜂蜜煎成膏和丸用時磨濃汁鵝翎掃入口內方名地黃膏（　）白凡二錢半硃砂二錢五分牙硝五分共研極細先拭淨口每二分半用水調塗口舌上名保命飲

臍受風濕臭水時流　枯礬一錢牡蠣煅三錢螵蛸貳錢白螺殼貳錢白芷錢半冰片二分為末撲之半月後用熱水絞乾布拭去再撲二日

斷臍後外傷風濕唇青口撮多啼不乳口出不沫　全蝎(去頭尾廿个酒塗炙研)麝香(少許另研)和勻每一分金銀花湯或麥冬湯調服名宣風散

噤口撮口臍風　蜈蚣(一条)蝎梢(四条)殭蠶(七条)瞿麥(五分)共研細以一字吹鼻中取嚏啼哭可治仍用薄荷湯調一字(半二分)服名益黃散

生地　生薑　葱白　蒜子　田螺肉　打爛塗臍四圍一指厚抱住洩屁即瘥名五通膏

汪謝城曰古人所云一錢匕者量也以錢一文取藥末堆滿錢上為一錢匕半之為半錢匕又半之為一字蓋錢文有四字故以四分之一為一字也今人所云十分為一錢十錢為一兩者

衡也每一錢為二銖四絫与一錢七大此乃以二分半釋一字是衡量不分矣

臍瘡風不瘥風傳經絡欲変癇痓 川連二錢半 胡粉 龍骨煆各一錢 各另研再合研每少許敷臍中名金黃散

諸驚 辰砂三錢 蓬朮一錢半 牙硝一錢半 明粉二錢 全蝎一錢 珍珠末一錢 射香弍分半 共研細和棗肉打自然成膏每一豆許金銀薄荷湯下潮熱甘草湯下月內嬰兒乳汁調塗乳上令吮下名辰砂膏 天竺黃一錢半 飛辰砂一錢半 雄黃一錢 牛黃四分 真珠三分 麝香二分 冰片一分 製巴豆霜十九粒 八味研細用鈎藤一兩 糯米一撮 煎湯泛丸如菉豆大蜜儲每

一丸鮮竹葉湯調下　附製巴豆法取新川巴豆四十九粒同生
南星生半夏各一兩用水煮至南星半夏極爛取出巴豆以大
棗七枚去核將巴豆包入棗內外以陳酒調麪糊厚裹放甑上
蒸三次去麪棗將巴豆研去油作霜
痠熱痓厥俗名急驚風　生石膏十兩研　辰砂末伍錢研　自勻三歲內者服一錢七
歲內者服錢半十二歲內者服弍錢十六歲內者服弍錢半大
人痠厥類中風者三五錢均用生白蜜調下一服即安
杜驚痛癥　生川大黃三分　生粉甘草三分　辰砂一分　共研細以赤沙
糖一錢開水調烊入藥末再調勻丸小兒落水後一週時用茶

匙餘〻匀作兩日內隔水燉溫灌下永杜驚風之患日後出痘必稀若未服此至五七日之間已動驚風用此一服即愈

稀痘 橄欖核打碎拭淨連仁晒乾研細用餅收起每逢水日將末挑二三匙加糖霜少許開水調服至多次痘可不出即出亦稀並治魚骨鯁喉

痘出珠內 麥冬半兩杵爛如泥如乾加無根水數滴左目点右足心右目点左足心其痘自落

痘瘡倒陷毒過便血昏睡 哺胎雞蛋殼去膜新瓦焙研熱湯調服五分月內嬰兒酒調抹唇上並塗胸背及風穴池極效

池穴在胷蓋骨下軟處左右皆是急救便方活人無笇

痘疔 凡痘中數點不起變黑而痛者痘疔也或紫黑而大或黑壞而臭或中有黑線此十死八九之症急用豌豆(俗名寒豆圓如珠其味甜熟于孟夏)四十九粒研燬存性珍珠(一分入豆腐内煮過)頭髮灰(三分)各研細末先以簪挑破疔吮出惡血點藥少許即時變為紅色名四聖丹

胎瘡滿頭 水邊烏桕樹晒燥研末入雄黃少許生磨油塗

胎癩 明礬(五錢)松[illegible](五錢)葱白(七莖)飯鍋上蒸熟待冷研細加東丹(炒三錢)水片(三分)研勻麻油調敷 松香(二兩)黃丹(一兩)無名異(三錢)鉛丹(炒一錢)輕粉(炒三分)五味研細和勻入原株葱管内葱尖之口用線札入鍋

水煑蛋去水晒乾去殼再研細鳳凰油或磨油調塗

土硃弍兩 乳香炙 甘草 没藥 黃連 牛黃各一錢 六味研細每二分

金銀花湯調服治一切惡瘡游水淋漓延及遍體作癢作痛外

用製甘石研細濃煎川連調塗即愈

一胎剝 兩大腿近少腹處生瘡若皮脫開近少腹則不救此名

胎剝先用猪胆汁抹之再用水炙黃柏研敷或加伏龍肝等分

唾濕患處搽之

濕瘡痞癬 川連 川柏各五錢 水飛黃丹一兩 輕粉一錢 射香二分半

研勻洗淨患處搽之名金華散

走馬牙疳　蚘虫瓦上焙乾研細加青黛氷片各少許研勻吹之　屋上乾猫屎以雙白貓燒製佳研末每一錢加氷片一分研勻童便調服　炒黑蛇床子　黃丹　炒黑地龍各五錢　煅青礬一分　共研細搽牙根上日三次名紫金丹

口舌生瘡　薄荷　荊芥各五錢　青黛　元明粉　蓬砂各弍錢　百藥煎　甘草各三錢　研細每二分半至五分點舌上令自化或新汲水入蜜調舌上亦治大人名綠袍散　黃柏十數次蜜塗晒　甘草各一兩研細摻或用麥冬湯調點名黃金散

口內多涎涎不流出乳食不下此脾胃蘊熱也　硃砂半夏　胆

星各二兩　茯苓五錢　石羔六錢　飛金二十頁　俱研細　生姜汁丸黍米丸　每十丸杷葉湯下

名金珠丹　按小兒不能吞丸藥　調烊灌服為宜

咽喉痺痛不能吞嚥　蓬砂　氷片　雄黃　朴硝　等分研細搽入名立效散

咽腫而痛氣塞不通　朴硝一兩　生草二錢半　研細吹入

久嗽　生西辰子壳煎濃湯常服　亦治大人兼治吐血

諸疳　肚大黃瘦及腹疼虫積瘦熱風疳等症　雄黃三錢　胆星二錢　全蝎去足炒　殭蚕各一錢　射香　巴豆各五分　俱秤淨末　神粬和丸菜子大　飛辰砂为衣　每服一丸白湯下

疳脹便瀉　皮硝三錢　杏仁　生梔仁　紅棗各七枚　連鬚葱白
七莖　飛麵三錢　釀酒或渾酒脚和打如泥攤貼腹上以布縛之腹露青
黑色五日一換以腹白為度重者三作必愈　蓮子　山藥各五錢
胡連　川連　神麯　查炭　使君子生熟各半四錢　麥芽各三錢　青皮炒二錢
九味研細水法丸每服錢半開水下
疳膨食積虫氣上攻至晚不能視物目生翳障等證雞肝一具
不落水竹刀切片用牡蠣粉八分長砂少許拌勻摻內肝飯上
蒸熟食之如此十次翳障退淨服藥時忌茶湯油膩
目閉不開不赤不腫不能用藥　黃連煎濃汁塗足心

無辜卒死　葱白杵爛納入兩鼻孔及下部氣通有嚏即活

小兒四五歲尚不能言語用赤小豆研末酒拌納小兒舌下可用後此孫真人法

小兒羣丸大小將小兒用水洗之以單水騎坐門檻上取丈紙炙門檻上水蹟即能左右匀也

青金錠此方外科合咽喉用小兒肺閉亦效　延胡二錢　牙皂十四條燒　麝八分　青黛六分　右藥共為末清水作錠子每重五厘用取汲水磨化用綿將條蘸藥滴入鼻中少頃嚏啼吐出即愈

養生第三

養生之道不必旁求大易云愼言語節飲食豈非不刋之論應休璉詩云量腹節所受斯得其旨矣

孔子曰食無求飽隨園詩云無求便是安心法不飽真爲却病方

無病平人飲食宜節體稍不適尤勿強食病之初來未必甚劇不愼口腹至結轖變證多端不能盡述非遇明眼貽誤莫識凡在病中愼口須戒猪羊雞鴨外感忌之堅硬壅滯諸病不宜姜葱椒蒜熱病勿施瓜果生冷寒症休寬産婦痘後發物無沾況

痾痼疾禁例同嚴正衰卽盡補食宜餐胃弱忌苦脾困喜酸滑澀辛甜各有忌宜物性多偏不可多嗜病從口入膏粱莫及厚味腊毒古訓須識淡泊能甘病異能律撙節得宜病愈必易無如愚人罕明食性當禁不禁〻非所禁例行逆施反以加病被此貽〻甚至殞命吾見實多歎唯筆竟卽贅俚言以為世鏡

虛勞第四

童勞　鮮百合　鮮地骨皮　紅棗　藕　白粳米　等分砂甑蒸露常服代茶百日自效童栻廬云此方不但童幼適口且合取土之實真妙法也治經多人歷有成効　按大人内熱津虛者亦治　黑大棗一斤　猪肉一斤　地骨四兩　煮食薛瘦吟極言其效

按大人羸瘦内煩者亦治

虛弱　蛤殼研飛五錢　滴乳石水煉飛　飛青黛各一兩、參貝六賢散方見後一兩五錢　共研細秋石湯調五分六分　治虛火上炎氣升欬逆時吐涎沫為保肺清金不得脾胃之要藥　生地三兩　茯神二兩半　紫石英煅　遠志　棗仁炒各二兩　當歸

一兩半人參　麥冬　丹參　製半夏各一兩　石菖蒲八錢　胆星四錢　琥珀三錢
川連二錢　十四味研細末用連血豬心一个入辰砂三錢煮爛打
丸如乾加煉蜜或獨用蜜每重錢半辰砂為衣每早空心鹽湯
湯或棗湯下每服一丸名通神補血丸　治神虛血少驚悸健
忘不寐怔忡易恐易汗等症　金毛脊去毛　王不留行各四兩　冬虫夏
草　十大功勞各五兩　紫地丁六兩　沙苑八兩　八角金盤十兩　七味以甘泉
桑柴火砂鍋或銅鍋煎至味盡去渣熬膏將成入黑驢皮膠三兩
收另用叭吧杏仁去皮尖一个研末和打為丸如蓮子大飛金為衣名清
金養血湯治男婦虛勞夜熱咳嗽痰喘胷悶咯血腸紅並治血

不餐心夜不安寐手足拘挛步履艱難及老年喘逆胃閉洩短便泄等症每服兩丸臨卧鹽湯或藕湯下小兒減半孕婦忌服或以杏數膏服亦可、、西洋參（龍眼肉同蒸透）沙苑（蒺藜炒）萸肉（酒炒）茯苓（人乳拌各二兩）直生地　直熟地（砂仁同拌炒）白朮（土炒各四兩）杞子（酒蒸五次一兩半）菟絲（焙五兩）血餘（一兩二錢）虎脛骨（酥炙一對）十一味為末用鵝羊肉（四斤刮淨油膜取鮮精者）酒水煮取濃汁打丸桐子大每服四錢淡鹽湯下治下元虛弱腰足痠楚神疲色悴勞怯損傷諸症神效名倍本丸

解佚（精虛髓涸也）辰砂　乳（汶去油灯心同研各兩）以雞蛋兩枚打一孔去其黃、白將二味各裝一卵売內紙糊七層青綃袋盛之令精壯婦人貼肉懷

于脐间常使温煖殊砂懷三十五日乳出先十四日偹懷四十九日取出如再研另研茯神　赤脂　川椒目去　三味預为細粉与砂乳末和匀以蒸熟紅枣肉杵丸菉豆大每服三十丸空心参湯或温酒下一月外加至四十丸名遐齡萬壽丹又名五老还童丹須甲子庚申夜幽静處修合忌婦人雞犬見之

陽起

胡椒五粒丗　丁香三粒　黄丹三分　生礬一分　共研細醋調塗脐中外以膏藥封之名建陽膏

生附子　甘草　大蒜　青葱　甘遂各二兩

海馬　川椒　紫梢花　沙苑　蛇床　狗胆　良姜　故紙

鹿茸　木别　狗頭骨　山柰　五味　大茴各一兩　海螵蛸　韭子

木香　地龍　胡椒　山甲　鎖陽　全蝎　當歸　蛤蚧
蜈蚣　蜂房各五錢　三十一味用麻油四觔浸夏五日冬半月春秋一旬煎枯去渣熬
至滴水成珠以鉛丹收待溫攪入後十三味肉桂二兩　公丁香一兩
鴉片　陽起石　石硫黃　乳香　硃砂　乾息〻各五錢　元精石
蟾酥　麝香各三錢俱研極細　蘇合油五錢　丁〻油三錢　直徐〻攪入即成治阳
氣虛弱腎兩脚酸溺冷便溏神衰悽惨等症以此攤貼湧泉腎
俞丹田等穴甚有奇効名叅谷回春膏　杜仲　归身　乳〻
各五兩　丁香　甘艸　川芎　半夏　蒼朮　黃芪　芸苡　木香
各三兩　附子　大茴　洋參各二兩　松香　降香　薄荷　甘松　桂枝

巴戟 杞子 山奈 辛夷 鎖陽 乾姜 益智 獨活
五味 乾安息各一兩 沉香六錢 三十味研細或加海馬一對拌入
蘇合油 瓊玉膏各三兩 丁香油二兩 和勻收貯每一料用藥四兩半
配艾八錢 加肉桂鹿茸冰片各一錢 射香五分 研細拌勻鋪于綿上濶
二寸半長三尺餘每用紅布包縫外以綿綢或湖綢長四五尺
縧行为帶可繫于腰名暖臍帶或作兜肚式繫之故名煖臍兜
治陽虛体弱食少便溏氣滯血寒結為癥瘕男婦內疝腹痛腰疼諸症
極效但只宜繫于冬令春卅即當解下略焙藏錫器中勿洩氣則一料
可用二三年男子陰虛火盛女子血虛內熱者禁之

吐血　甘梨汁去心打汁六十只酸者勿用　生藕汁　白茅根汁　生地汁各十鍾　麦冬煎汁五鍾　生萊菔汁五鍾　右汁合和重盪去渣緩火煎之入蜜一斤　飴糖　柿霜各八兩　生姜汁半小杯　再熬如稀糊收起去火氣每服三五匙日三不拘時名元霜紫雪膏

欬血　天冬　麦冬各一錢　生地　薄荷各三錢　川貝　茯苓各一錢　桃仁去皮尖　犀角　羚角各五分　水八杯煎至三杯去渣入梨汁藕汁蘿汁蔗汁人乳各二杯　煎成膏加蜜二兩收重湯再頓半日服法如前各五汁膏所用取汁之物或非全有之日則竹瀝芦根之類易一二味可也

火嗽　梨汁　藕汁　蘿汁　鮮薄荷汁各兩杯入酒炒枯芩細末一兩　白糖霜一兩　文火熬膏服如前法名化痰膏

乾嗽　生地二斤　叭杏去皮尖　白蜜各四兩　生姜洗淨二兩　共打如泥飯上蒸七次每五更挑三匙噙下名補肺膏

久嗽　真生地並酒浸　天麥冬各二兩　川柏鹽水炒　白芍酒炒　茯苓　山藥　杞子元參　杏仁　川貝去心　陳皮各一兩　五味七錢　生草五錢　各研細蜜丸彈子大空心噙化名滋化丸

天花粉一斤用米浸洗刮去粗皮切片晒乾為末研取極細者盛磁缸內于清水中揉細出漿去渣澄清換水如此五七次苦味去盡晒燥取十二兩　菉豆粉水漂三五次晒乾四兩　二粉共一斤用薄荷一斤入瓶內層層間隔裝好封瓶口入鍋內隔水煮三炷香取起冷定開瓶除去薄荷

取粉配入白芸香　白石英　白蓬砂各五錢　白荳蔻　元明粉各一兩　白石羔煆二兩　柿霜三兩　白糖霜八兩　同研細末和二粉蜜盛瓶內每以一二匙噙化消痰止嗽涼血滋陰明目安神滌煩解渴醒酒辟穢名白玉丹

如道地橘皮陳而色紅者米泔水洗去白劃大片晒乾一斤煮法附左　一用只殼四兩去穢洗用水六碗浸一宵煎濃汁二碗拌橘皮浸透一夜次日蒸透晒乾　次用甘草三兩去皮切煎湯浸蒸晒乾　三用款冬花去芦根淨四兩用水照前煎浸蒸晒　四用吉更去芦根淨四兩水浸一宿煎濃汁兩碗去渣入白蓬砂元明粉青鹽各四兩化開照前拌晒浸一宿蒸透晒乾　五用竹瀝浸拌照前蒸晒　六用梨汁浸拌照前蒸晒　七用姜汁菜〻汁浸拌照前蒸晒名七製陳皮能消食積中化痰順氣　配以百藥煎　天花粉炙　人參　細茶細陳者　另用製半夏　烏梅　葛粉　山查末各一兩　沈〻　松〻各三錢　五味　白蓬砂各五錢　共研細加白糖十兩和勻打千杵印成小餅名青金丹降火生津臨卧或火廾涎

嗽之時噙口中化嚥 製半夏四兩 玄參 姜南星 甘草各二兩 青鹽一兩 陳皮一斤去白煎去鹹味 六味以好泉水同煮候乾晒燥為細末另以西洋參 川貝去心各二兩 蛤殼煅飛六兩 俱研細和勻每用五六分不拘時開水調下名參貝六賢散去蛤粉以叭杏和丸龍眼核大臨卧噙口中聽其自化漾入喉中尤為滌痰治嗽良法並治胷膈不舒痰多食少極效

中虛久嗽 飴糖二兩 淡豆腐漿一碗煮化頻服

癆痰久嗽 川貝去心一兩 叭杏五錢 飛青黛二錢 共研細生姜汁和勻白糖丸嬰乖核大噙化名清化丸

吐血　蚕退紙煅存性研　蜜丸芡子大含化嚥津　丹皮一味飯鍋上蒸極熟日一泡湯代茶　荊芥燒過盡地下存性為末陳皮湯調下二錢數服即效煎治下血令人治血症等用補法此乃一偶之見也（白芨炭四兩　炒丹皮炭　百草霜　焙三七蜜炙桑皮　蒲黃炭各一兩　炒丹參　蛤粉炒阿膠各二兩　大黃炭一兩四錢　陳艾灰六錢　血餘伍錢　炙草四錢　十二味共研細每八分童便或茅根湯調下治血溢不止衝逆欲絕者大効甚者以此藥一錢拌入瓊玉膏三錢側柏葉湯下　若吐血兼有臭膿者内有癰也用花粉一錢吉更一錢地榆八分皂刺　炙甲片　連翹各七分

銀花六分丹皮　黄芩各五錢甘草四分十味芦根湯煎服立効

傳屍勞　硃砂　雄黄　雌黄　硫黄　射香各五分為末燒酒調灘背上膏肓穴分作三次用布蓋之將熨斗盛火自下熨上其虫從口出預製小口紗袋一只中撑竹絲令病人口就袋口使虫入袋内燒之勿令逃脫若非傳屍瘵症内本無虫不可擅用此法恐陰虛内熱之損怯誤用必致動血　烹一雞置小盒内晚間令病人餓腹就睡以盒床頭半啟其盒使雞香入鼻如病人睡醒急將蓋掩好緊閉封之明日啟視必有小虫以火燎之如是引數次虫盡必病愈　按誤食蜈蚣子入腹者亦可用

此法引出　人參　赤苓　小草　鬼箭羽　石菖蒲　白朮
蒼朮　當歸各一兩　桃奴五錢　雄黃　硃砂各二錢　牛黃　射香各一錢　十三味
為末酒糊丸龍眼大飛金為衣每一丸臨臥木香湯下更以絳
囊盛五七丸懸床帳中諸邪不敢近并治邪祟疫癘精魅蠱惑
諸病甚效名避邪丹

哮喘第五

熱哮（俗名痰火，口渴，苔黃，小溲短赤者便是）菔子二兩　風化硝一兩　共研蜜丸芡實大，每一丸噙化。　陳海蜇（漂淡）二兩　荸薺（洗淨一兩，劈開去則用）連煎至海蜇烊盡，頻飲自愈。久服除根，但須忌生痰諸物。此方兼治腹胸飲癖及肝火鬱結，胃氣壅滯，腹中大痛，痞脹，食積，滯下燥行，痢後脹腹等症，並効。重者倍用，或四倍、八倍均可，以皆是食品，極有殊功而不傷正氣也。方名雪羹，王晉三製以清肝，予為引申觸類，應變無窮。凡用本方，皆須識此，自然法古意哉。　甘草二錢　煎湯煮萊卜二兩，候温下白糖、生石羔（各三錢），再滾數沸，連湯吃完，永不再發。冷哮禁用。

甜梨大枇杷十斤去皮核 白糖三斤 同入砂罐内蜜封置静處一日

清澈如水每飲一杯連服即愈

冷哮 姜汁和蜜少許煎溫服火誕忌施

實哮 苿子蒸晒一兩牙皂燒存性三錢共研末生姜汁和竹

瀝丸芡子大每一丸噙化名清金丸 多年不愈受寒即發瘦

氣壅塞不能着枕之症生石羔六兩 桂枝去皮 麻黄去節 甘草 白芍

細辛泡 五味子焙打各二兩 半夏一兩半 乾姜泡兩次炒七錢共研末收貯病發時

用二錢加生姜四錢北棗劈二枚 煎去渣臨卧服二三剤即愈

川大黄四兩用竹瀝一兩姜汁一錢朴硝三錢拌蒸三次 瓜蔞仁去油 蛤殼煆飛 橘紅炒各四兩 茯苓 陳胆星姜製

蒼白朮（各炒三两）天麻 煨海石（飛煅）蓬朮（濕炒）白芥子（各炒二两）薄荷（一两六錢）菖蒲 沉香
青黛（各飛一两）半夏（竹瀝姜汁炒六錢）黄連（姜汁炒五錢）竺黄 蔻仁（各三錢）水片（一分）二十味為細
末以竹瀝九分姜汁一分泛丸綠豆大丹用煨石羔（五錢）牛黄（二分）
長砂（一錢）三味為末為衣每一二錢開水下治飲食化痰肖膈迷悶
氣逆欬喀及哮喘中痰諸症
醋哮（醋嗆喉嘗哮嗽不止諸藥无效者）生草（二两）作两段刮去皮以猪胆五枚取汁浸三日取
出火上炙乾为末蜜丸綠豆大臨卧清茶下四五十丸
痰喘 胡桃肉（一两）細茶末（伍錢）白蜜和打如弹大丸噙化忌葱）
兜茶 白杬炙 豆蔻 麦冬 蛤売 川貝（去心各一两）天冬 茯苓（各半）

吉更　木幺、各辶射幺、之水仵干　共研細末以甘艸另熬膏丸
芡子大每噙化一丸

胃夂痛噎第六

翻胃　大甜梨以銀簪捌孔拌入丁香十五枚著色好火煨熟去丁香日啖一枚（文蛤煅殼存）白玉蘭　二賢散各分生軍半紫玫瑰半沉香三共研細每一錢八分淡姜湯調下並治肝鬱時氣逆胃氣不和食少瘦多時欲嘔噁　附二賢散方橘紅二斤甘草二兩青鹽半水煮焗晒乾研末　附開胃止吐法錢塘陳雲柯中丞口授　凡病久飲食不治諸藥不受者　仙製半夏　陳皮各等分用砂鍋好水在病榻前煎之令病人聞其氣候味出去渣將汁仍于病榻熬成膏貯碗中去火氣以小匙頻挑入病人口中即能止吐納飲試之

皆驗（此因痰阻膈中）又野云自驗中虛嘔吐飲食不納者乾蓮子畧敲以一二十粒煎清湯呷之

胃虛嘈雜吐水（脉弱神疲不独能食二便如常者）生首烏頭肥雞食之

胃火嘈雜吐水　川連（姜汁炒）二卜　蘇葉下　製半夏二　竹茹之　茯苓下　厚朴八卜　煎服火盛加梔炭之

胃痛　病發時用艾葉（十兩）揉碎在鍋（銅）内炒不住手以箸撥動將鹽滷（滷下搀水者）半小杯傾入候乾取出研末用燒酒一杯送服候腹内作響或降氣或吐清水即愈但此方須現製現服隔夜則不效又忌見雞犬孕婦服此戒鮮肉茶茗三日愈後逢初二十六

日再送一服泼鹽湯下永不再發按此法積寒停飲胃脘作痛
者其效如此若痛時口苦或渴小溲赤熱者乃火鬱証宜服雪
羹湯立效忌投此剂凡偏单方或效或發者病因不同也
汪謝城曰爻胃〻痛因熱者甚多近人一概用溫燥正与病反
蒼术（米泔水浸 晒麻油拌炒） 茯苓 製半夏（各三錢） 蒸透西洋參 蛤殼 猪苓（各三錢） 白芍
澤瀉（各錢） 草蔻（炒 錢半） 沉（[illegible]） 蓬术（醋炒 八分） 橘紅（錢半） 鬱金 乾姜（泡 各錢半） 公丁（五分）
小川連（各一錢） 十六味研細竹瀝二升姜汁一升泛丸綠豆大名觸飲丸
蓋脘痛因胃寒蓄飲者多凡飲食畏冷惡甜吞酸吐水以下時
痛此方主之 製半夏 蒼术（蜜炙 錢半） 杏仁霜（炒） 姜霜（炒） 烏梅（炒） 五

靈脂(炒各〢分)泡姜(〥分)甘草　木(〤)、青皮　乳(〤)、(去油)沉(〤)、丁(〤)、沒
藥(去油各〡錢)十四味研末蜜丸每重一錢長砂為衣以一丸泼姜皮湯下治
胃脘痛之兼虫注血瘀者、　蒼朮(芝麻製)〢　蛤売(煅)〣　製西洋參　黃
耆　茯苓　半夏　製軍(各〡)　甜葶藶　乾姜(泡黑各〡)　丁(〤)、(去油)十味為
末水泛丸如菉豆大治胃脘痛之有瘦囊者立效、　文蛤(煅)(去油)紫
玫瑰　陳(〤)、椒(各〡)　白玉蘭　白芍(各〢)　檳榔(〢)　沉(〤)、　鬱金(各〢)調中散(方見泄瀉)
共研細每一錢開水下治胃痛因于肝鬱氣滞以致噫脹便溏吞
酸噯氣者、　辰砂(九分)　鴉片(〢)　沉(〤)、木(〤)、(各〡)百草霜(〡)　當門子(下〢)八味研細
寒食麪丸如重下四厘陈塗或開水下各紫(〤)、丸治脘腹诸痛各藥不效者、

汪謝城曰此即一粒金丹之变法只可暫用愈後即宜調理勿使再發为妙若多恃此藥久必无驗并他藥亦不能調治矣且多因胃痛吸烟鴉片而痛益甚剥致不治者多矣

噎膈　粳稻根或蘆根煎濃飲治噎膈最效　初起者用北沙參三川貝三茯苓一砂仁売半　荷蒂二枚　廣鬱金半　杵頭糠半　水煎頻服甚效名啟膈散

鳳凰衣即雞內金四個煅存性研末酒下　陳久竹蓆架縢煆为末加金針菜十条煎服酒隔尤驗　初生小鼠數瓦焙乾为末醇酒衝服立愈　油透舊木梳一具煅存性研末酒調下　川貝　竺黃　枳殼　枳實　沉香　膽星　仙製半夏　蓬砂　青鹽各等九味煎汁吸入烏梅肉內收乾以一枚含口中嚥汁立愈　文蛤分

製半夏（生） 羚角 沉香 膽星 製滴乳石 花蕊石 倭硫黄（各三） 琥珀 鬱金
長砂 狗寶（各二） 牛黄 雄黄 蓬砂 山羊血 氷片 射香（各二） 金箔 銀箔（各五百張） 大
黄（分量酌用以巴豆去油蒸拌 去巴豆用以二味無配勿用） 共研細收貯 每下放舌上竹瀝姜汁調下 或竹瀝姜汁和末為
丸菉豆大 開水下一二十丸 胃痛和丁香 痰稠加竺黄 川連（去毛切片以水九碗煎至六碗再加水六碗 煎至三碗下赤金足銀各一錠再煎至一盞為）
大田螺（平下洗淨仰置盤中以黄連汁挑點 螺靨頃刻化水用絹濾收半碗） 將田螺水同黄連汁金銀共入瓷鍋煎至碗半下蘢汁小半
碗（無茉莉時以茉莉子煎濃汁） 煎至碗半下蓮汁小半碗 次下側柏汁小半碗 次下甘梨汁半小碗 次下竹
瀝小半碗 次下瑩白童便小半碗 俱以煎至碗半為度 將金銀取起 下濃白人乳一
大碗 次下羊乳一大碗 次下牛乳一大碗 俱以煎至一碗為候 成膏入甕罐内封口
埋土内一伏時 每用一匙 開水調服 極重者三服必愈 如湯水不能進者 將膏挑於舌

上聽其漸入咽喉自能飲食但愈後須食糜粥一月方可進飯此方清火消瘦去
痰下氣養營潤燥保京口何培元家秘傳能挽回垂絶之證故頤松園醫鏡名
之曰丹造丸　人乳　牛乳　人參汁　龍眼肉汁　蔗汁　梨汁　萊菔汁
七味等分加生姜汁少許隔湯熬成膏凝下白蜜徐徐點服治血噎膈如神

痞積第七

諸痞　風化石灰八分研細炒上微紅提出冷氣稍温再入大黃五錢就炉外炒候熱減再入桂心末半兩入米醋熬成膏厚紙攤貼名三聖膏　朴硝　生軍各五錢麝五分不為末大蒜杵膏和勻作餅貼之名硝黃膏　葱白杵爛蜜調勻攤布貼之熨斗隔布熨之　獨蒜　陳艾　山甲洗净炮上炙等分為末同杵入蒜内攤成薄餅照痞大小貼一注六時　水紅花子二　朴硝　大黃　山梔　石灰各七　巡鐸雞子大硇砂少許是硇麵共杵成膏用布攤貼患處再以湯餅熨手帕勒之三日後瀉出肉黑如棗色如此愈也名琥珀膏　巴豆　乾姜　良姜　白芥子　硫黃　甘遂二　檳榔　等分研末飾丸如中指大清早先以椒湯洗手麻油塗掌中握丸一粒少時即瀉欲止瀉以冷水洗手名洗手丸　臭椿樹皮一大束在土中者佳去粗皮只用白皮二斤切碎入鍋

内煎濾去渣文武火熬膏攤標布上先以姜擦去患處貼貼後以膏烘凝熱加射少貼之初疑痛半月後即不痛俟其自落即愈永不再發貼後或周圍破爛出水一尽自瘥熏治脹滿腹硬一二怯亦瘥惟孕婦忌之 製香附 當歸各二兩 黄芩 煅瓦楞 桃仁各二兩 鱉甲炙二兩 製半夏 三棱酒蒸醋炒 雷丸四兩 胡連四兩各 五靈 柴胡 製軍 蓬朮姜汁醋炒 葶藶炒各二兩 丹皮二兩 元明粉一兩 桂心三之 硇砂研提之 乾漆炒淨 以上十九味為末水泛丸或神麯糊丸桐子大每服十廿丸米飲下虛人酌以補劑補之若加入百草霜二兩煉蜜丸可代鱉甲煎丸 大黃 半夏 番别 南星各二兩 山甲二兩 官桂二兩 獨蒜三枚打爛 七味用麻油二斤浸春五日夏三日秋七日冬十日 煎枯濾清熬至滴水成珠入鉛丹收成隨加阿魏三之 硇砂 冰片 射少之各 四味研細攪勻凡諸癥攻動作痛腹脹如鼓攤貼之

痰飲食積 烏梅 生姜各二兩 白礬 半夏各二兩打勻以飯丸 共[illegible]大[illegible]三日夜 神曲 麥芽 青皮 陳皮

蓬朮各兩丁香、、皮 大腹子各兩共研細末糊丸薑湯送下三五十丸名烏白丸
嗜果成積 胡椒老鴉燒存性 生雞肉等分研為末之沙糖湯下日三月朔服起旬日可愈
瘧痞 胡桃老鴉燒存性各兩 木香、、各錢 共研細末服二三錢好酒下三五服愈名、、桃散
血瘕 豶豬肝一具以巴豆五十粒去皮札肝內醋三碗煮肝極爛去巴豆入三稜末杵丸菉豆大每五丸
食前送下 、秦艽 三稜 蓬朮 川柏 當歸各半兩 大黃三錢 全蝎七個 山甲七片 蜈蚣四條 木別子
菜油二斤另浸兩日夜煎、焦色去渣熬畢冷入炒紫黃丹十六兩不住手攪黑烟起
滴水不散離火下阿膠兩 乳香、、 没藥各半兩 風化硝三錢 琥珀三錢 收之撤去火氣凉、
貼加射香少許 熏治馬刀瘰癧 朝天結成石榴以枚益至四枚傷 頻着花枝菓摘下 用新砂鍋一只新
木杓一柄 米醋十斤愈陳愈佳 陸續入鍋煮榴極透將杓底搽滚石榴令其皮爛 俟醋完熬

至色黑如膠稍渣盡化作膏起鍋瓷瓶收藏試以或猪血或羊血凝塊者置碗中以金銀簪挑稍膏一點滴于血上即透至血底均化为水足念藥力每一二服開此化服去瘀化癥積而不傷新故足珍也

腫脹疸癉第八

水鼓　白茅根　赤小豆煮汁頻飲溺暢腫消　輕粉々巴豆斗生硫黃々研勻成餅先用新綿鋪臍上次鋪藥餅后以綿緊束之約人行五七里許自然瀉下惡水待去三五次即去藥以溫粥補之一餅可治一二十人如久患者隔日取水　烏牛溺一升微火煎如飴空心服棗許當鳴將病出隔日再服之　雄猪肚一具淨入蟾酥々胡椒按病人年紀每歲一粒砂仁々以酒煮爛去蟾椒但徐々服完酒肚其腫自消　西瓜乙字切去蓋以大蒜按病人年紀一歲一瓣揷入瓜內仍將瓜蓋好用竹釘千牢入瓷內以糠火四面圍煨一晝夜取出去瓜但食蒜即愈々後食淡百日永不再發此方頗

雨田偈　腹大有聲而皮黑者用山豆根末酒服二錢　諸藥不効定

久欲絶者豬獾肉作羹啖　蝦蟆老山厚朴　桜柳各一兩桑皮　大戟　葶藶

陳各一兩櫞　陳皮　胡蘆　防已　沉各一兩　黑丑　麻黄　羌花　甘遂各一兩十五味

為末用朴硝化水丸黍米大每服十丸重疴加至二十丸小兒服八丸为止

東瓜皮赤小豆煎湯下治鼓脹腹大臍凸青筋偏繞氣逆如喘之危疴

汪謝城曰白茯苓三錢　白术一錢　小粒赤豆錢　大麦芒手無則以麦芽代之大罐煎之一日夜尽一劑

三日方服三劑治水脹如神各分量減輕或兩日服一劑即不效或少加只

實神曲車前草等物亦可○赤小豆乃赤豆之小種俗名相思子半紅半

黑者為赤小豆大誤余故改稱小粒赤豆以免矇混

氣敹　白扚東枝（去粗皮趁風細，趁五斗水煎）以酒一斗淋之，濾盛絹袋，還浸酒中，密封，每宿出飲一合，日二。　五穀虫（洗淨納灑研）炙米飲杵丸綠豆大，開水服之，日二，此方兼治疳疾食積。

黃瘦　萊菔一枚，周圍鑽七孔，納巴豆七粒，入土種之，待其結子，取子再種，待萊菔成，仍鑽七孔，納巴豆七粒，再種，如是三次，至第四次，開花時連根拔起，陰乾待用，每一枝槌碎煎湯服，重者再服。

黃疸　清米泔頻飲。　頭番莧菜（未經割過者）陰乾，遇病以砂鍋煎湯大碗頻飲。按冬月淡風萊菔葉亦可用。　生南瓜蒂研爛，絹包塞鼻孔（男左女右），又用布圍病人兩肩，待黃水流盡即愈。或以乾蒂燒存性研末搐鼻亦可。　陸定圃曰：表姪持齋隱云：黃疸諸藥不效者，以活鯽魚數枚，煎其尾貼臍之四圍（當臍莫貼），須臾黃水自臍出，

尾當將乾更剪些之以愈為度　注謝城曰青壳鴨蛋上敲一孔入朴硝數粒（宜多不宜少）
飲鍋上連壳蒸熟去壳日食一二枚輕者重者一月必愈黄疸入腹將成亦可治或疑
藥猛不敢服或服數枚即止不知藥不瞑眩厥疾不瘳俗所謂有病病當治也余體素
虛患黄疸入腹諸法不驗因服至四十餘枚始愈此實治黄疸第一神方凝仙按此攻補
兼施之法並非猛劑雖痼癥鼓脹亦可取効　願體集有牛肉朴硝治鼓脹法花剝
兼施皆在正虛邪錮設也

酒疸　萱花根　白茅根　煎服

黑疸　鮮拒薑根搗汁飲

黄病　飛麵（一斤）皂礬（一斤和作餅火上煅紅）蒼朮（泔浸）厚朴（去皮薑汁炒）陳皮　甘草（各兩）川椒（兩去閉及目）

共研末用大棗（三斤去皮核煮熟）胡桃（三斤）同杵成膏丸梧子大每七八十丸湯下初服覺小病愈間則見矣

瘧　華撥一粒研細置暖臍膏貼臍上治寒瘧甚效

野雲氏曰瘧因於寒者特其一端耳世俗不知治瘧多用溫熱之劑以致綿延難已兌餘邪留戀或飲食失宜偶而單方試驗罕效惟邪盡正虛者可以溫補收功否則累月經年仍宜截瘧設法之

截瘧靈方　信石（三錢五分）雄黃（六錢五分）巴豆肉　松子肉（各十粒）　共研細末用小清涼膏一枚將藥少許放膏藥上男貼左耳後女貼右耳後三陰貼印堂穴瘧未來前一時貼上後一時扯去此藥切勿入口并忌魚蛋蝦蟹之類

癲狂癇厥瘦第九

狂　雄黃厶　硃砂厶　白附子乙　共研細猪心血丸菉豆大另以硃砂為衣每五丸或七或九人參菖蒲湯下如無參黃芪亦可名雄硃丸。甘遂乙為末猪心血和勻將猪心批開入藥于内綫扎紮定濕紙包煨熟取藥出入硃砂乙研勻分作四丸每一丸以所煨猪心煎湯下如大便下惡物即止後不下再服一丸名甘遂丸按此方治癡迷心竅實證挾虛者宜前方

細茶葉陳紅者勿用　白丸各乙研勻飯杵丸桐子大辰砂乙為衣每服三乙竹瀝或梨汁或菜〻汁下

白龜壳屑治狂神效余嘗親見之惜向龜難得者心訪求未必不可得也

癲癇 皂角一斤打碎用水半碗浸透揉汁去渣加白丸一斤煎乾 白附子半 半夏 南星 烏蛇 全蝎 蜈蚣半条各二兩 製蚕一兩 硃砂二錢 雄黄二錢 射五分 研和勻姜汁和丸菉豆大每三十丸白湯下

諸癇 人參 茯苓 麦冬 犀角 硃砂各一兩 牙硝 地骨 桑白皮 甘草各一兩 氷片 牛黄 射各三分 飛金三十貼為衣 研細蜜丸芡子大蠟匱每一丸白湯下日三 名安神丸按此方治虛驚癇前方治實癇極方者須量体裁衣也

痰壅氣逆不省人事手足厥冷昔亦實癇也用苦參 細茶各一兩 鬱金 白丸各一分 廣木香五分 薄荷各一兩 共研細橄欖汁用二斤打之丸如桐子大曬以硃砂為衣每半錢早晚開水下 遠志 茯神 當歸 象牙屑 胆星 橘紅 苦參 白丸各一兩

明丸 元明粉 生軍 川芎 法半夏 青黛 石菖蒲各五錢 杏仁泥二錢 沈香八分

川連三錢 十八味為細末以連血猪心一枚入辰砂五錢煮爛再以橄欖三斤打汁熬

膏和入藥內為丸如龍加白蜜為丸重平灯心湯下 象牙屑 竺黃 遠志

生軍 膽星各三錢 犀角 川貝 龍齒煅 安息五分 鬱金 乳五分 菖蒲 礞石煅 半夏各三錢

辰砂 黃連 琥珀各 射五分 冰片三分 青黛五分 二十味研細用橄欖膏加煉蜜杵丸

黍米大牛黃為衣每重錢許竹葉湯送下 辰砂 白芍酒炒 川芎 遠志 當歸

杏仁霜 生地 茯神 元明粉 菖蒲 川貝 膽星各五錢 川芎 橘紅 青黛各二錢

牛黃五分 十六味研末以猪心一枚煮爛加蒸餅糊丸如黍米大食後灯心湯下一錢

或加皂角炭 薑霜 半夏 作大丸亦可 皂礬 紅棗 魚鰾麩炒 鉛粉 長砂各三錢

〇味为末每数分空心酒调服。〔一〕皂角（取乾肥好不蛀者去皮弦子捶碎）以清净酸浆各一碗（春秋七日夏两日冬十日）
搓揉去渣澄清用瓷器文武火熬成膏藥相似攤於夾紙上陰乾凡驚邪風
癎心迷狂亂積熱瘈涎上衝及破傷風搐牙關不開等症無問遠
年近日但取此膏掌大一片以温漿水化于瓷碗內將病者扶坐用
竹管或芦筒裝藥水吹入鼻孔左右內扶定良久涎出即愈名采蘇膏
瘈厥　明礬（分）黄丹（分）研末每取一匙入磁器溶化乘熱丸櫻桃大薄荷湯下
一丸名鶴頂丹
尸厥　犀角（分）朱砂（分）射（分、三分）研末和匀每二錢汲水調灌名朱犀
散〔一〕　朱砂　雄黄　琥珀　射（分）　白芥子等分各研細安息（香分）溶化為丸

黍米大每服下 名返魂丹 兎頭骨一兩 硃砂 雄黃 鬼臼四 麝香 藜
芦 鬼箭羽 雌黃各一兩研 蜜丸彈子大絳紗囊一丸男左女右繫臂上并
于病室內焚之兼治屍疰鬼交瘦癘名辟邪丹凡暴厥卒中癇厥魘
及跌墜暈仆諸病其身中氣血擾亂未定切勿慌皇喧鬧妄為移動致氣
絕不返總宜在原處量症設法可以望生如閉症宜取嚏服玉樞丹蘇合丸
丸之類以開之虛症用醋炭薰之或令人緊抱以口接氣再灌以參湯薑湯
童便之類按症施治候其甦醒後然後移歸臥室可也世俗不知往往扶掖
他從多致不救總由不知古法贅此以冀仁心者傳揚于世也
辟疫 羚羊角一兩 雄黃 白凡 鬼箭羽各五 為粗末三角絳囊盛一兩掌心前

併挂户上或以青布裹少許中庭燒之亦治尸厥名流金散　紅棗（一斤）　蔄茹（四兩）

大黃（四兩）合一處焚之或加射香亮更妙　雄精以水濃磨盥洗後及臨卧時塗

鼻孔內

中毒第十

辟蠱　大地栗切片晒乾為末每晨空心白湯下之入蠱家不能為害客遊

宜備或袖中常帶當歸亦妙

烟毒　沙糖冲水服　青蔗搗[illegible]服

鴉片毒　生南瓜打汁服　二味甘草膏涼開水化服

煤毒一時暈倒　清水灌之或灌生菜菜汁

向火　床頭置清水一盆臨卧時喫棗一二枚或含口中

[illegible]絲　紫蘇葉擦之

銀黝　帶皮緑柹連喫十枚冬春多食柿餅亦可

鉛粉　服地漿水一碗海蛇（洗淨）荸薺（切）合煎服

硼砂　生緑豆煎湯冷飲兩三碗并治諸藥毒燒酒毒

硫黄　黑鉛煎湯

砒霜　上白糖霜　靛花　甘草　豆豉等分研勻水調灌雖閉口垂危亦可

治并治鉛粉毒

藤黄毒　多食海蛇自愈

頭面七竅第十一

卒然頭痛　白僵蠶(去絲)研末之白湯下

頭痛欲死　焰硝研末吹鼻中。白芷(炒研)將米粉蒸熟和末乘熱貼患處包頭扎緊次日必愈甚者三貼必愈。川芎　羌活(各等分)薄荷　甘草(各等分)僵蚕(每歲一條)煎湯熏洗日三次重者三日必愈忌風

頭風　地龍(去土焙)乳香等分研末每半卞作紙撚灯上燒烟熏之名龍香散

全蝎　黄地龍(六條)土狗(二個)五倍子共研酒調貼太陽穴名蝎龍膏

細辛(二莖)辰砂(五分)丁香(三個)糯米(七粒)研細入冰片麝香(各分)研勻每用豆許隨病左右搐鼻中良久出涎愈名透頂散　陳艾(一團如胡桃大)生半夏研末少許以棉

料紙一方將艾鋪紙上半夏末晒艾搽如小指粗右痛塞左鼻左痛塞右鼻
一宿以流出清涕為度重者兩次必愈　盤蝥（去翅足炒）隔紙研細篩去衣殻
取末少許點膏藥上右貼左太陽左貼右太陽輕者足三時取下重者足六時
取下永不再發久貼恐其起泡正痛者以手掌頭上何處最痛用筆墨記以盤
蝥末放患處蓋以小蜆殼一枚用帕扎緊過一宿起小泡刺出黃水其病如失
白胡椒　官桂　吳茱萸（各ヨ）白芷（ヨ）共研末摻膏上貼患處
頭目不清　花粉　蓽薺粉（各ヌ）人乳粉　真珠粉　辰砂　人參（西洋參可代）玫瑰花
㭎香　木香　降香　伽南（此一味以）安息香（此二味以上二味如無以三柰代之）沉香　琥珀（各）薄荷　犀黃
生軍　蓬砂　丁香（各ㄗ）故紙（下）甘松（下）麝香（ヌ下）冰片（叭）甘草（下）石羔（隨量用合色）研細末瓷

罌或銀瓶裝貯以蠟封口勿使洩氣每日嗅鼻三次大清頭目辟穢去風除邪醒酒益人神氣並治頭痛頭暈此妙方也若加龍涎香一分更妙

腦風不可忍　遠志一分為末吹鼻內

面上粉刺雀斑酒滯　皂角一斤　升麻五六兩　八寶五錢　白芷　白芨　花粉　菉豆粉各一兩　甘松　砂仁　白丁香各一兩　樟腦之　糯米三合　共研細令勻常于洗面擦之

抓傷面皮　生姜自然汁調輕粉塗無痕

目昏　陳海蜇漂淨乙斤入砂瓶煮化成糊再入黑大豆一升煮乾晒燥收藏每日食之老眼常明

目障　冬至日取大萊菔一枚開蓋挖空入新生頭窠紫壳雞蛋一个在內

蓋即嵌好埋淨土中約深四五尺至夏至日取出用女人袖衣色裹藏瓷瓶內
否則防過雷雷龍即取去也謹之卵內黃白俱成清水名賽空青乃神方也点
睛消障翳目登明　胆凡三錢　白甘菊　花椒各三錢　銅綠　青鹽各三錢　烏梅十四個　新繡花
針七只以絲線穿好　煎藥六味研碎以清水一碗拌勻盛入深碗內針放藥底再加水兩碗
線頭露出碗沿以大盤蓋好隔水放鍋內蓋好煎半炷時木炭火旺不失候時
時添水鍼化丹成以淨絹擦出藥汁磁瓶裝貯放陰地上一日即可用久藏
不壞每少許塗的眼眶內眼角少閒片時翳障即開而能覩物矣但須誠
心潔室靜製針化丹成始能有效如煎至六時而針不化者勿用須另煎也名
七針丹余得秀水呂君慎庵之高弟曹蟾客製成治人甚效雞胆一

枚入白凡半匙以線扎好入猪膽内掛通風無日處廿一日去猪胆先用人乳點患處潤之少頃以骨簪蘸雞胆點上遍身透涼淚流汗出二次即明忌茶百日採霜降後桑葉代之

○目翳 冬青葉臨乙五倍子許二煎湯一碗乘熱將舌尖拖出浸于湯中片時頻熱頻浸自愈 一長砂山梘頻磨擦之

○翳痛 雞肝一具不落水 木芙蓉葉二 龍胆草卜 陶果霜卜 共研末入肝内飯上蒸熟食之 葱一株將熱去頭取漿點之 一蟛蜞汁滴目中併吳食之立效

○風熱上攻赤腫流淚羞明畏日澀痛唯閉 翳障諸症野荸薺粉半 製甘

石一分 㼽仁霜三分 蓬砂五分 辰砂二分 真珠二分 冰片一分 犀黃一分 共研細末磬瓷瓶密
貯臥時以簪脚蘸唾沫沾藥點兩眼角名八寶保晴丹 製甘石一斤 飛珊瑚
蓬砂 川連各一下 熊胆 飛瑪瑙 琥珀 真珠各一下 血竭一分 辰砂一分 炙乳香 炙没藥
冰片各一下 射香五分 十四味共研細末治症同前取效尤捷名聚寶光明丹
不論遠近或癢或痛及起生風粟翳膜遮睛目眶赤爛或疹痘後風弦濕爛
膜脹等症 白蒺藜五錢 石決明煅各 菊花 防風 梔炭 羌活 茯苓 蔓荊
子各五錢 當歸 川芎 赤芍各二錢 蒼朮淅水浸一夜 花粉 甘菊 茺蔚子各 没藥八分
蟬衣 蛇脫各半 十八味共研末每服三錢空心開水下小兒減半名雲開散
拳毛倒睫 木鱉子去毛 為末綿裹左患塞右鼻右患塞左鼻數次自愈

班瘡入目生赤翳白障　菉豆皮　穀精草　白甘菊等分爲末每才
用柿餅一枚米泔一碗煎乾不拘時啖柿餅又八次愈
痘疹目瞞昏暗或喘嗽　蒲公英一兩煎服即安
眼傷青腫　生半夏爲末水調塗
竹木刺入目　白頸蚯蚓搗爛滴汁入目刺即出
雞盲　鮮合歡皮許兩煎服以愈爲度
耳卒聾　椒目　巴豆仁　石菖蒲　松脂各半爲末以蠟鎔化和勻作筒子樣綿包
納耳中日二名透耳筒　全蝎一個　土狗一個　地龍一條　雄黃一錢　生礬　枯礬　射香各一分研細
以葱白蘸藥入耳中閉口面壁坐一時一日三用名通神散　由于跌仆傷損頭腦愈後耳

聾耳者　巴豆[一粒去皮去油]　蟹螯[三个]　射香[少許]　研匀以葱涎蜂蜜和捻如麦粒形絲綿裹置耳中心響如雷鳴不必驚惧待二十日耳中濃水流出去藥即聪名通耳氣通塞錠

耳卒鳴　蝎梢[各七]　山甲[七片蛤粉炒黄]　射香[少許]　为末麻油化蠟和作挺子綿裹塞之

耳聾　黄柏[猪胆汁炒]　紅花[酒炒]　等分　冰片[少許]　共研吹入　白螺螄壳[四个]　柿葉炭　煅龍骨　石首魚頭中白石[即黄魚才][煅各]二　橄欖炭[二个]　燈心灰[一分]　冰片　射香[各卜]　八味研末時吹耳内

大北棗[四枚劈開去核入巴豆大明乙一粒煅存性]　肉桂　冰片　輕粉　射香[各二]　五味共研細儲頻吹極效　又法蛇蜕为末頻掺即愈其藥末結成一塊满塞耳孔以指撮出可也

耳瘡　屠肉丸上垢敷之

耳痒　甘蔗根杵汁滴之

耳聹 埜猪腳爪切千年石灰杵以人糞拌匀用大蚌売全個裝滿合好外以鐵絲扎緊黃泥封固于炭火上煅至青烟起置泥地上出火氣研細末瓷瓶秘藏凡耳爛流水各藥不效者敷此立驗真耳科秘方也用治一切外瘡潰爛不已亦神效無比

鼻衄 火漆紫鉚汁染綿为胭脂渣名火漆 研細細末時聞鼻中

鼻淵 漆綿漆店內殺漆用过者 白鴿翅去硬梗用兩边之毛各等 將鴿翎捲在綿內煅存性每日加冰片乙分研勻病者仰卧輕輕吹入少許若吹稍重恐打噎去藥也每夜吹一次四五次愈戒房事百日

鼻痔 白凡 蓬砂等分为末吹之化水而消 明凡乙分 白梅肉半 蓖麻仁乙粒

共杵爛綿包再用紙裹塞鼻中男左女右

口渴　白糖　烏梅　薄荷　柿霜　蓬砂等分研細蜜丸噙化

口臭　前方加白松以　白豆蔻以二味分兩減半共研細以枇杷葉去毛煎濃汁和蜜丸櫻桃大臨卧含口中

脫頦　生南星末姜汁調塗兩耳前頰車穴

牙疼　龍骨　生黃柏　生大黄各　生梔子仁三以後三味銅鍋內熬出汁去渣煮龍骨至乾研末再用鉛粉五　射香下　并龍骨末研細放碗內加黃占乃坐滾水內頓水拌勻以連四紙鋪火炉蓋上將藥刷于紙上煎為狹条名玉帶膏卧時貼病處即愈次早取出有黑色可驗

牙硝另　明凡　雄精各三錢　冰片二　研末以少分擦患處

涎瘥自愈　冰片　生石膏各卜　青黛卜　共研末擦以上治火症　川椒　生石羔各卜　蓽撥之
青鹽卜　共研細鹽名椒石散　馬牙硝　蓬砂各之　雄黃之　冰片五分　射香一分　共研細
收貯以少許擦患處　辰硃珠黃散另失去方　紫雪之　辰砂之　杜蟾酥五分　冰片三分　共
研細收貯凡風火牙痛諸藥不效者以此搽膏藥上貼痛處頰上立愈以上治風火症　橄欖
研末擦　松脂烘炙塞鼻孔內虫粘脂上　梅樹上載蠶窠鹽泥色糊　冰片　射香
各一分　牛黃卜　紫雪之　蟾酥丸粒廿　共研細搽藥膏中貼之以上治虫痛
牙痛　石菖蒲根磨涼水常嗽洗
牙宣　元明粉研搽　五倍子燒灰擦　炒蒲黃研搽
重舌木舌　白直僵蚕為末吹之吐痰愈　長砂卜　雄黃厶　蓬砂之　研末鮮薄

荷葉汁調敷熏治驟顛名荷葉散

舌出不收　巴豆仁去殼杵碎綿包塞鼻内

舌咬傷血出不止　黄麻皮燒存性研敷

咽喉腫爛　朴硝三、　蓬砂、　朱砂ム　乳香去油　没藥去油研末　共研吹搽名小靈丹

誤吞竹鯁　銀杏肉去衣　生嚼十二枚嚥汁自消

錢哽咽喉　生大蒜塞鼻中自然吐出如已下嚥用麵筋置新瓦上煅作炭研

細用水調溫服從大便下倘未下咽服此從口出

附鼻塞用黄魚牙鳴天丁荔枝核二丁梅片一錢共研細時時臭鼻自愈黄魚牙即石首魚頭中石

風痺脚氣轉筋鶴膝第十二

風痺痛由風寒濕踞于經絡以致手足木麻伸屈不利筋骨疼痛畏風怕冷 魚膠兩 姜汁一碗 熬膏攤布貼 生老姜 鳳仙子 川椒 共搗爛拌菜油擦之 以酒放烈日下晒熱以手蘸摩患處每日一作三五次愈三伏時尤效雖積年痼疾諸藥不應者可川病根 鳳仙子煎湯頻洗即吉性子 獨蒜汁 韭汁 艾汁 葱汁 姜汁各兩 滴花燒酒斤 同煎滚入麻油兩 熬至汁枯濾清用丹收膏加入水斤乳香攤貼患處兼治箭風極效名促寇膏 五茄皮 防已 獨活 木瓜炒 川芎 秦艽 天麻 淡附子 桂枝 防風各兩 半夏 當歸 黃芪各兩 紅花 生地酒炒兩 豨薟酒蒸兩 甘草 白芥子各 十八味為末蜜丸每重二錢 空心酒化服一

丸　川烏　故紙　乾姜　淡附子各兩　草烏　官桂　川椒　樟腦　香附　杜仲
木瓜　乳香　大茴　南星　防風　川芎　安息　半夏　大黄　桃仁　當歸各兩
丁香　芸香各兩　沉香　松香　硫黄　氷片　甘松　山柰　雄黄　没藥　艾葉　羌活
白芥子各之　射香之　三十五味研細用蘇合油弍丁香油弍麻油拌勻打熟收藏用
時先將手搓熱以藥磨滚患處候皮膚香透將藥放開仍以手按皮膚徐徐磨
擦此藥每可用十餘次專治風寒濕踞于經絡凡筋骨疼痛四肢拘攣麻木腰
膝畏寒等症皆病在軀殼服藥不能速效宜以此藥磨之最妙並治男婦寒症
攻痛寒濕腹痛腸鳴陰寒霍乱轉筋及寒濕凝滯而結成腫毒皆效、
按風寒濕三氣爲痺俗呼風氣痛是也治法總以辛溫通逐爲事但經燃則燧絡熱

則瘴是瘴证亦有属熱者且六氣多從火化若其人稟質多火或素嗜膏粱雖受風濕是亦易于化熱臨診時必察其無苔黄口渴小便短赤之兼症始可治如上法否則當易門滑金養血丹之例矣

瘴疮属熱者 陳海蜇漂凈另 荸薺打另 並至蛇化为度頻服或以朴硝泡湯乘熱薰洗或鹽滷煎熱淋洗亦妙

脚氣 東瓜皮另 葱另 煎湯頻洗 鱓魚骨炙研末菜油調塗 鳳仙花叶根同紫蘇葉煎湯頻洗 海桐皮 防已 姜黄 蚕砂各三 蒼术三 煎湯熏洗日三四次 朴硝煎濃汁淋洗日數次勿間斷可除根或每日以鹽滷煎熱淋洗亦妙 一味黄柏酒炒研末蚕砂湯丸菉豆大每晨淡鹽湯下三久服自痊 金銀花为末酒調服再用金銀花猫兒眼艸露蜂房等分煎湯洗雖衡心者可愈

轉筋　滴花燒酒一碗盪熱入班猫末攪勻乘熱熨患處幷須數人更迭蘸酒于轉筋處拍之冷則更易直至小便通鳴筋是至止若僅用燒酒則力緩矣

鶴膝　一名異　地骨乙各　射香三錢　沒藥　乳香各三錢去油　共研以皂角子打汁入黃酒和塗患處三日即愈名異香散

前陰病第十三

遺溺　雄雞翅毛煅存性研酒冲服錢三日　龍骨另研錢　透靈硃砂飛錢　河子肉　砂仁各錢　共研末糯米和丸桐子大每三錢淡鹽湯下

不禁　麥稈穗三十个　龍眼肉廿个　煎服

遺精　臥時以襪帶扎左腘瞅須不緊不鬆永無夢遺

赤白濁　寒食挿檉柳煎湯代茶　琥珀　木通　萆薢　象牙醋炒屑各錢　滑石飛兩　海金沙　扁蓄各錢　槐米　草梢　川柏鹽水炒　瞿麥各錢　十一味研末每三錢中菓湯調服治膀胱濕熱毒火癃閉結痂發腫馬口腐爛之症　萆薢　荷蒂　槐米　黃柏鹽水炒各錢　海金沙生錢　象牙屑醋炒　扁蓄各錢

滑石研 赤苓 萆薢各兩 十味為末用車前子煎湯法丸梧子大每三之土茯苓湯下開水亦可治腎家濕火敗精阻竅內熱溺艱結痛淋瀝等症名通府保精丸

溺血 川柏木兩六錢 知母水兩半 故紙火兩八錢 胡桃肉金兩半 砂仁土半 共研蜜丸空心鹽湯下三五十丸名太極丸

血淋 芭蕉根 旱蓮草 車前 水煎服

小水不通 麻骨一兩煎服

陰囊腎囊黑腫小水不通屬寒證 胡椒之研末盛碗內以雞子清和收調勻即將腎囊置碗中將碗捧住初不覺暖繼則漸熱堅痛漸消至熱不可耐然後去之愈

不再發○紫蘇 艾葉各等 防風半 三味煎滾傾脚盆内四圍ゝ紧熏之候温洗之重者兩次可消 吴萸一斤分四分酒浸一醋浸一童便浸一白湯浸各焙乾 澤瀉兩 共研酒麵糊丸黍米大空心下三五十丸名奪命丹○延胡 川楝 全蝎炙 小茴香等分末之名一捏金散此二方兼治奔豚寒疝

疝 橘核炒去皮為末每晨酒送下一二錢初起服之不成痼疾

陰囊扎落 睾丸懸挂未斷痛楚不堪須慢ゝ拓上多取壁錢敷貼傷處囊可如故

後陰病第十四

暴瀉不止 車前つの口錢为末米飲下〃 官桂 厚朴等分為末姜汁丸如豆大放神闕穴膏葯貼之

久瀉 五倍子半为末醋熬成膏布攤貼臍間

寒瀉 丁香〃可卜 肉桂〃〃 二味研末打丸如豆大放臍内以膏葯之治陽虛氣弱腹痛腸鳴畏寒泄瀉之症

脹瀉 炒白朮二分 陳皮 厚朴各一分 以殼五分 炙草五分 半夏五分 焦查 木香各五分 八味為末每一二錢空心開水下名調中散治脾弱胃滯泄泄不飢腹滿痞積等症

瀉痢　土木别半斤母丁香四兩五錢射一錢米共研細唾津丸如芡子大以一丸安臍内專以膏藥貼之小兒服藥不能者用此方治最妙

赤白痢　木香四錢　苦參四兩六錢共研以甘草三斤熬成膏丸梧子大每服三錢陳米湯下名香參丸　糖霜　細茶　綠豆　胡椒各二錢煎連湯并桃豆俱食至者三服必愈◯生軍　製軍各一兩　烏藥　檳榔　蒼朮各二兩　羌活一分　杏霜百粒　七味研細每服六分小兒減半陳米湯下治噤痢如神◯大黃側柏葉拌蒸三次　枳實炒各一兩　查炭半兩　厚朴製硝水　地榆炭　焦麯各一兩　黃芩一兩半　烏藥　檳榔各一兩　蘿子炒一兩半　甘草生　川連三錢　十二味為末每服六分稻根頭一兩煎湯或開水下治時物毒痢依果食積腹痛小至五色並見諸痢　生蒼朮　生厚朴

炙艸 炙雞金 砂壳 橘皮 丁香柄 等分研末陳米湯調下三錢小兒減半

名玉屑丹治食果过度致痢久不愈及便血年久若火证者皆極效或作丸服

亦可

魚腦痢 陳台蘇頭煎湯服

噤口痢 芭蕉兜心入射香搗爛塞孔鼻 白芥子半合陳醋浸搗碎攤油紙上濶五

寸許貼臍上以帕繫定漸覺收痛忽过方去徐以白粥飲之 木别子末和麪作餅

貼命蒂穴、鐵器燒紅淬醋中令吸其氣、田螺一丁或水蛙盡口、連腸打爛亦

可並加射香少許罨臍間引助熱下行即思食矣

久痢 柿餅一枚入白凡一塊煨存性研黃酒下三服愈

酒傷血痢　老絲瓜筋炙研酒下

血痢日久　木耳炙研末姜汁和醋調服　海蜇漂淨菜醋拌頻食

小蟹一只菜油沸枯漉食或酒下煎治便血

休息痢　醋炙豆腐頻食　梅葉三十斤煎湯代茶

腸紅　生地炭另　黄蘗炭　南棗炭　栗壳炭　棉花仁炭　槐米炭

柿餅炭　地榆炭各另　蓮房炭各五錢　百艸霜　黑驢皮膠蛤粉炒各另　艾絨炭各　甘艸炭

炮姜炭各分　以壳炭　白芍炭各五錢　十六味研末每之參山漆湯或紅棗或

稻根鬚煎湯服治痔血腸紅便血久治不瘳亟煎服腥等忌或加胡萢

壳炭各另　名羅漢散

便血　乾血二枚煅存性研大蒜蒸九次二夜同杵丸桐子大外以菜送二十丸日二以愈為度永絕病根

脫肛　蟬脫研末菜油和敷　砂仁　黃連　木賊　等分為末米飲下　小兒肛脫及大人之因氣虛者用不落水猪腰子一個破一缺如何包能入升麻用濕紙厚包煨熟去升麻但吃腰子藥性到以溫水洗肛自收　又法用白雞冠花乾煎湯薰洗

雜症第十五

破傷風　蓮房燒存性研散每以酒調服　杏仁泥飛麵等分水調成膏塗腫處即消腫退熱　手足十指甲麻油炒黃研黃酒沖服汗出即愈

人咬　龜版　鱉甲等分研極存性菜油調敷

蛇狗咬　真雄精　滚火硝各分　當門子二　冰片五　先將雄精研細篩淨再研四五天餘藥亦研極細至端午午時焚香齋戒沐浴一人修合不與四眼見更忌婦人以上八味和勻研至無声為度凡毒蛇猘犬咬者男左女右以竹挖耳點藥于大眼角內每日一二次不可多蛇傷者患處不必另用別藥任其流出毒水只用米泔水洗之如乾燥用自己唾涎塗之忌日赤豆一百日最為至要猘犬

傷着忌食羊肉發物傷處亦不必用藥但以糯米飲洗之塗此丹候瘡內有血絲〻條出即可見効此丹合好磁瓶內以蠟封口勿令洩氣每以立刻止痛名追毒丸亦治痳痘阿陀時疫發斑不出並可服之按蕭山韓氏方火硝只三分氷射雄各五加九製甘石一錢名五聖丹同治

蜈蚣咬　向花枝下泥土書田字勿令人見取其泥擦患處

蜈蚣入腹痛不可言　急以雞子青數枚灌之良久痛稍定隨用生油与嚥蜈蚣即与雞子青吐出也

祛虫第十六

祛蜈蚣　頭髮灰燒烟熏凡廚房牀下尤宜祛之

祛蚊　鱉甲（打碎吐出）芫花　苦參　藜蘆　川烏　共研棗肉杵丸胡桃大每晚焚之

祛臭虫（蘇地曰壁虱）螺殼燒烟薰（　）青鹽並水澆洗牀帳（　）蒼耳子燒烟薰

祛虱　椿樹皮葉　冬青　然灰根葉並曬乾四季燒烟熏于空中勝于蓄猫以戕物命也

諸獸病第十七

馬病　白蓬仙苍連根枝葉熬膏不論何疤抹其眼四角即汗出而愈

牛瘟　枇杷葉十餘怯去毛韭菜青木香銀花根各一兩煎湯灌下立效忌生水

猪牛時病　朴硝　青丸　雄黄各半　冰片下　射香卜　共研用竹管吹其鼻

內黄治猫犬病

猫病　用烏藥開水摩服

全内經方　靈樞方五　素問方七　有附方七六　第十八　附方要效皆在成方切用

雞矢醴　治鼓脹　剉陵翹艸散　剉蔆翹艸根研　治敗疵

半夏湯　半夏秫米用千里水煮　治目不瞑　季春痺方　馬膏白酒桂膏其急　塗其緩以桑鉤鉤之　治季春痺

蘭草湯　澤蘭　治痺脾　小金丹　辰砂兩　雄雌二黃各兩　紫金三分　治疫　此方平人不能皆

左角髮酒　治尸厥　烏鰂骨丸　烏鰂骨　藘茹　丸以雀卵　飲以鮑魚汁　治血枯

生鐵落飲　治陽厥　澤术麋銜散　澤术各十　麋銜五　治酒風

豬膏煎　取膏冷食　治猛疽　寒痺方　醇酒　蜀椒　乾姜　桂心　桑炭灸　治寒痺

昔徐之才先生有此十法

輕可去實　宣可決壅　通可行滯　泄可去閉　滑可去著

濇可固脫　補可扶弱　重可鎮怯　溼可潤燥　燥可去溼

雀梅一味今人竹瀝治兒瘧實則誤也雀梅考綱目並無此物只有郁李之名不過昔錢乙直訣因小兒多亂閉結驚瘧用郁李仁研如杏酪而服

十大功勞叶此名今人所謂查本草亦此名其物即枸骨之名又曰八角茶又曰猫兒刺蘇地鄉人曰江河蔡再有別名爲不宿此名但向未見用木皮浸酒能健腰脚用枝葉並膏塗白癜風今人治傷瘵瘀也

凡厥陰頭痛痛至危篤勢將不救急取陳醋兩大罈俱燉熱以病人睡下下以一大罈將兩足浸之以一大罈將頭髮散開浸之於是目盲者必能回生生後再治其目

種痘先服調理方案

為掄卷鏡之元先艷柳衣之染

桑葉　赤芍　丹皮　銀花　梅花　韭花　絲瓜　赤豆

種痘之前理宜調攝猶如花開及第叢榮必藉春風艸長科名誰溉全憑甘露行見祥開虎榜定占喜奪龍標　三豆湯

欲製美錦當理其緒以分之欲值名花宜培其本以養之際此艷陽天氣萬物萌動之時正可花催羯鼓定卜瑞占鰲卯　三花湯

列子身軀本有尪羸之態韓郎腳疾尤多攣痺之形氣餒神疲壽銷骨立形同槁木脈若游絲此症湯熨之所難療針砭之所莫逮

也麟肉血有情異其體田第一方

膃肭臍　羊外腎　黃狗肉腎　河車　紅鉛　銷陽

人身之本全賴陰陽二氣以養生平和則安偏勝則病亦攸殊補

兼施俾陰陽和洽精神內守病安從來也

萬壽香方

母丁〥、分即雞舌　細辛〥分　零陵〥、分　辛夷〥分　蒼朮分半　沈〥、分

甘松分半　山柰分半　速〥、分　大黃分半　芸〥、分　大紅棗三个焙乾

「桂〥、分　降〥、分此二味切勿火烘」

右藥共研極細末焚之此方錄見東醫寶鑑

膏方

膏粱之質。被難棲鄉。幼年棄讀從耕。筆力傷于中土。是以遇勞則寒熱往來。交節則筋骨疼痛。食肥則便泄乃脾氣下陷也。冒風則耳鳴乃肝陽上升也。身重神倦。口纖嗜臥。症由倉廩無權。升降悖戾。太陰不足。陽明偏旺使然。亦擬四君為主。按黨參補中焦。以養冲和。具陽生陰長之功。倍戊土而生肺金。得敷佈精微之妙。白朮味重。金漿芳蹓玉液。茯苓假松之餘氣。無中生有。得坤厚之精。脾家要藥。甘草外赤內黃。有坤離之色。味甘氣平。資戊土之功。而況調和百藥。奇治諸邪。患純溫之不妥。益黃連之苦寒。能清胃熱。恐峻補之有妨、佐神麯消蹟、可理脾氣以升柴升下陷之清陽。二陳理中宮之積滯。山葯不燥不滑。澤瀉降陰降濁。黃芪益胃。蓮肉厚腸。石斛止瀉安神。扁豆利溼化熱。加當歸以舒經活血。入砂仁以脾喜芳香者是也。惟以苦甘辛藥合而成劑。調之使和。陽就于陰。而寒以溫。陰就于陽。而熱以和。俾得藏府調鬯。營衛流行。飲食不失其度。運轉不定其機。庶幾諸恙並蠲。定占勿藥有喜也。

以霞天膠收用

又方

人身之本。全賴陰陽和洽。虛實相平。緣仁兄體禀膏粱。抑且肥貴之人。嗜鮮美飲醇醪。久之脾胃釀成濕熱留伏陰中。而為濁泄果目漏卮不已。顯係脾腎先傷。治病求本。當以太陰少陰為主治。太陽ㄟ明為要領。凡常服補劑。偏陰則陽無以生。純陽則陰無以長。茲擬四君為主。五福為輔。按党參土補生金。白朮沖和陽氣。茯苓耕松之餘氣。脾家妙藥。甘草外赤內黃。有坤離之色。味甘氣平。資戊土之功。而調和百藥。嚮導諸經。用熟地以生地為佐。白飛霞天一生水之功。法取黃芩即黃連為使。玄晏公東南降火之方。從蓉暖腎中之陽。引精氣以歸根。天冬保肺中之陰。致高源于清肅。龍骨牡蠣潛藏真陰。石蓮金櫻固守元陽。料豆米仁。從土中補水。黃芪白芍由陽而資陰。澤瀉利清陽之道路。俾濁陰自上而下降。石斛宣脾胃之樞機。合濕熱從中而達外。葡萄納髓壽。長生不老之司。山藥填精。有延年益壽之功。加當歸以舒筋活絡活血。入砂仁以脾香芳〻者是也。惟以甘苦寒溫合而成劑。調之使和。則陽就于陰。而寒以溫。陰就于陽。而熱以和。俾得臟府調暢。營衛流行。則生〻不息。斯為正治之良圖也。

甲 閼逢	乙 旃蒙	丙 柔兆	丁 彊圉	戊 著雍	己 屠維	庚 上章	辛 重光	壬 玄黓	癸 昭陽		
子 困敦	丑 赤奮若	寅 攝提格	卯 單閼	辰 執徐	巳 大荒落	午 敦牂	未 協洽	申 涒灘	酉 作噩	戌 栝茂	亥 大淵獻